get
it 轻知

外之美
内之修

天然食物的疗愈力

[比]乔·维克曼斯　著

张晓忠　译

U0395823

中国轻工业出版社

图书在版编目（CIP）数据

外之美，内之修：天然食物的疗愈力 /（比）乔·
维克曼斯著；张晓忠译. --北京：中国轻工业出版社，
2025.1. --ISBN 978-7-5184-5174-6

Ⅰ. R155.1

中国国家版本馆CIP数据核字第2024CU2407号

责任编辑：瀚　文　　责任终审：李建华　　设计制作：锋尚设计
策划编辑：何　花　　责任校对：朱燕春　　责任监印：张京华

出版发行：中国轻工业出版社（北京鲁谷东街5号，邮编：100040）

印　　刷：艺堂印刷（天津）有限公司

经　　销：各地新华书店

版　　次：2025年1月第1版第1次印刷

开　　本：710×1000　1/16　印张：12

字　　数：250千字

书　　号：ISBN 978-7-5184-5174-6　定价：58.00元

邮购电话：010-85119873

发行电话：010-85119832　010-85119912

网　　址：http://www.chlip.com.cn

Email：club@chlip.com.cn

日常饮食对慢性疾病有显著影响，特别是心血管疾病和癌症，所以持续保持健康饮食习惯十分重要。本书为我们提供了一种更健康的生活方式。

——雅克·詹森斯教授

医学博士，哲学博士，欧洲癌症预防组织（ECP）主席

　　这本书表达了乔·维克曼斯（Jo Wyckmans）对健康生活方式的不懈热情和与自然和谐共处的理念。维克曼斯坚信有机食物对健康至关重要，他对于食物影响健康的观点与正分子医学的理念非常相似。这本书反映了他的健康生活哲学，并强调我们每个人应对自己的健康负责。

——阿尔伩弥斯·西蒙诺普洛斯

医学博士，美国华盛顿哥伦比亚特区遗传学、营养与健康中心主席

推荐序

乔·维克曼斯的《外之美，内之修：天然食物的疗愈力》倡导以富含蔬果、全谷物和健康脂肪的饮食模式替代高脂高糖的现代饮食，这样的饮食方式能够有效降低慢性病风险，提升整体健康水平。结合中国当前的饮食和健康状况，这本书的出版显得尤为及时和重要。随着我国经济的发展和生活方式的转变，慢性病如糖尿病、心血管疾病的发病率显著增加，而这些健康问题与不平衡的饮食结构密切相关。

这本书探讨了健康生活方式与多种营养素对疾病预防的作用，并强调了ω-3脂肪酸、维生素D及抗氧化剂在预防和管理慢性病中的重要性，特别是在心血管健康、炎症控制及癌症预防等方面。这些营养素通过减少炎症、调节免疫功能、降低疾病风险提升整体健康水平。此外，书中还介绍了如何通过饮食管理改善更年期症状和心血管疾病重要指标、预防癌症等。例如，有研究表明，ω-3脂肪酸可以有效改善多囊卵巢综合征（PCOS）患者的代谢功能，维生素D则与心血管疾病风险密切相关。这些研究成果为我们提供了科学依据，表明通过营养管理可以预防慢性病。

作为一名注册营养师，我推荐这本书。它不仅是一部实用的健康指南，更是帮助读者重新思考饮食与健康关系的宝贵手册。我相信，这本书将为中国读者提供宝贵的指导，助力大家在日常生活中实现内外兼修的健康与美丽。

北京营养师协会副理事长兼秘书长　刘兰

译者序

　　我至今都还记得第一次见乔·维克曼斯（Jo Wyckmans）的场景。那是2016年12月，在比利时安特卫普的一家有机餐厅，他给了我一个大大的拥抱。维克曼斯先生是WHC（欧洲知名鱼油品牌）的创始人，我作为WHC在大中华地区的负责人，非常开心地看到WHC在这9年间帮助了数百万中国消费者改善了他们的亚健康问题。为了让更多的人了解如何通过内外兼修达到真正的健康，我非常诚挚地将维克曼斯先生的著作*Healthy on the Inside, Beautiful on the Outside*引入中国。

　　这本书探讨了健康饮食对于预防慢性疾病的重要性，汇集了维克曼斯先生关于ω-3脂肪酸的研究成果与观点。原书于2002年首次出版（荷兰语），后经多次重印、再版，并被翻译成英语、法语、泰语等在多个国家和地区出版传播。2009年维克曼斯先生创办了WHC。鉴于他在ω-3脂肪酸研究探索与产品化方面取得的卓越成绩，乔·维克曼斯常被欧洲媒体誉为"ω-3之父"。本书是基于最新版本（2022版）的中译本，我希望与中国的读者们一起分享这本通俗易懂的好书，就像维克曼斯先生常说的："感知生活中的每一份美好，从餐桌上的每一份食物到脚下的每一寸土地。"

　　近30年来，中国的医疗水平和卫生环境发生了质的飞跃，但同时，"三高"（高血压、血脂异常、高血糖）的发病率也在不断增长。截至2023年，成人高血压患病率已达31.6%，而且有年轻化的趋势。除此之外，许多人还面临失眠、抑郁、脱发、免疫力低下、皮肤病等亚健康问题。

　　2015年之前，在面向大众的保健品市场中，线下药房、直销和电视购物是保健品的主要销售渠道。但因为缺乏有效的指引和监管，相关的投诉、欺诈问题频发，保健品一度被视为一种"圈钱"的产品。

　　在大众的普遍认知中，出现亚健康问题需要吃药解决，然而，吃药只是针对某些具体的指标，无法解决真正的问题。真正有效的解决途径，应该是从改变生活方式入手。具体来说，可以从情绪、营养、睡眠、运动等角度来切入。

我在与众多消费者的交流中，发现他们在遇到亚健康问题时，往往可以分成三类：第一类是全程依赖派，即把所有希望都放在药物上，但不改变自己的任何生活、饮食习惯；第二类是顺其自然派，他们觉得吃药有不良反应，吃保健品又是"智商税"，干脆置之不理；第三类是盲目行动派，他们认为自己已经掌握足够的营养知识，为了体检时指标一切正常，会服用大量的营养补充剂。

其实无论哪一类，他们都走向了极端。充分学习掌握每种食物的营养，选择天然的食物，并结合健康的生活方式，才得以实现真正的身心健康。以常见的"三高"问题为例，传统认知中，"三高"往往伴随着肥胖。但有些患者的体形偏瘦，体脂率低，其胆固醇和甘油三酯水平依然偏高。后来经过梳理他们的饮食习惯，发现他们为了清淡饮食而戒肉、戒油。这样做不仅容易缺乏$\omega-3$脂肪酸，甚至还会缺乏必需氨基酸。他们的饮食只能维持身体基本的运转，长此以往，怎么可能有健康的身体？

维克曼斯先生在本书中不仅系统地介绍了各类食物的营养，也在生活方式上给予了一剂良方：生活不是赛跑，何必急于求成？他以免疫系统为例，指出过度负荷可能会影响免疫力。所以当你感到疲劳时，最好的选择是休息，而不是依赖药物或者饮料来提神。

如果目前你也面临各种亚健康问题的困扰，不妨跟随维克曼斯先生的脚步，从日常的饮食和心态调整开始着手，相信你会有完全不一样的体验。

当我的书《外之美，内之修：天然食物的疗愈力》于2002年出版时，出版商冒了一个险。尽管希波克拉底在几个世纪前就说过食物是最好的药物，但我对健康饮食和营养医学的呼喊被时人视为"未来的医学""另类"，甚至是"危险"的。我收到了很多鼓励，但也遭到了很多批评。批评的那些人认为我这位设计师过于大胆地发表健康科学的学识，但这并没有阻止我继续我所追求的健康之路。这本书成为畅销书，被多次重印，并被翻译成英语、法语甚至泰语。至今，人们几乎每天都给我发邮件，告诉我这本书如何开拓了他们的眼界，促使他们更加关注自己的健康，或是在评估日益增多的健康产品和营养补充剂时变得更加具有批判性。我始终坚信我走的是正确的道路，这一信念从一开始就得到了医学界给予的支持和鼓励。我积极主动地与来自美国、英国和斯堪的纳维亚的顶尖科学家联系，这些科学家在健康饮食方面的研究与我一样诚实、独立且充满激情。

马尔科姆·皮特（Malcolm Peet）教授和约瑟夫·希贝尔恩（Joseph Hibbeln）教授是心理疾病与饮食关系研究领域的世界权威，以及亚历山德拉·理查森（Alexandra Richardson）博士，她多年来一直致力于研究饮食与儿童问题行为和学习行为之间的关系，还有阿尔忒弥斯·西蒙诺普洛斯（Artemis Simopoulos）教授，她是提高人们对$\omega-3$脂肪酸认知的先驱，这些顶尖科学家们完全支持并认可我所写的内容和所做的事情。自《外之美，内之修：天然食物的疗愈力》首次出版以来，我一直关注探讨了饮食与健康（包括癌症、心血管疾病、糖尿病、抑郁症、慢性疲劳、早衰、阿尔茨海默病等）之间关系的科学研究。我用科学数据更加扎实地支撑内容，并进行了不断补充和更新，因此再版变得十分必要。欧洲癌症预防组织（ECP）的主席雅克·詹森斯（Jaak Janssens）教授给予了我很大鼓励。

当我重新翻阅这本书时，我不禁惊叹于它的前瞻性。我当时提出的许多观点，如今已经被科学研究所证实。作为低地国家①中首位用通俗易懂的语言强调食物作为健康基石的人，我始终致力于推广有机食品作为现代人获取所有必需营养素的来源。

我敢于抨击奶制品和糖的利益集团，早在ω–3脂肪酸和绿茶成为流行之前，我就开始探讨它们对健康的重要性。我是推广及倡导食用富含脂肪的鱼类和鱼油补充剂的第一人。在21世纪初期，营养补充剂市场还远没有现在这么庞大和复杂，我试图为读者在这个领域中指引方向。

我坚信营养医学，也就是正在兴起的正分子医学，是未来的主流医学。因为它追本溯源，回归最基础的理念：将健康的食物作为药物，辅以现代人缺乏的营养补充剂。

我感到非常高兴的是，食品现在已被有效地甚至正式地视为"药品"。欧洲目前正在起草一项方案，将有助于健康的食品进行正式注册。这至少可以杜绝过去市场上虚假健康宣传现象的泛滥。

营养医学得到了长足发展，这是好事，但也让我感到失望。许多正分子医学的医生对优质的及经过科学验证的营养补充剂不够重视，反而被五花八门的营销伎俩所误导。以前，利用营养品来预防和治疗疾病是一种很有前景的方式，但如今大多营养品变得价格高昂，这绝不是我们的初衷。健康产业有时和其他产业一样无情地逐利，而想寻求真实健康信息的人，却被营销的口号和虚假的效果承诺所欺骗。膳食营养补充剂已成为体量非常大的产业，许多黑心商家通过伪造科学声明或在成分和剂量上做手脚，对产品进行炒作和营销，误导毫无戒心的消费者，导致似乎没有人知道什么才是对健康真正有益和有价值的东西，也不知道到哪里去寻找真正的优质产品。标榜"纯天然"的营养品中，化学成分可能占了一半以上。

比营养品行业和营养医学走上错误道路更令人遗憾的是，无良商人们仍然选择最简单且最赚钱的道路。就在不久前，我参加了在马德里举办的欧洲主要制药公司之间的会议，并与一家大型制药公司的研发主管讨论了胆固醇和他汀类药物的问题。我的同伴告诉我他的胆固醇水平过高，但他

---

① 指荷兰、比利时和卢森堡等地。——编者注

还是拒绝服用他汀类药物。他说："我知道这种药对线粒体有许多不良作用，它会损害心肌。"但他也表示，"我不能公开这么说，毕竟他汀类药物对我们公司的业务很重要。"

这是一个残酷且令人遗憾的事实，但它揭示了制药公司的运作方式。制药公司在科研上的预算以及政府用于公共卫生的资金从未如此之多，产出的成果却不如以前。我们生活在一个物质丰富的社会，拥有让物质生活变得方便舒适的一切；但与此同时，我们看到越来越多的人有睡眠问题、抑郁、慢性疲劳或心脏病。抗抑郁药、抗焦虑药、抗酸药和止痛药的销量也在不断增加。

在西方发达国家中，个体对自我追求的重视达到了前所未有的高度，对精神健康的关注也明显增加。在书中，我明确地提到精神世界是我生活的重要支撑之一，而我始终在追寻生活的本质——简单与平衡。

因此，在谈论健康问题时，我坚持认为我们应该遵循回归基础、自然健康的饮食方式。芬兰就是一个绝佳的例子，该国从1969年到2006年间，心脏病死亡率下降了近85%。这一显著成果在很大程度上要归功于芬兰政府广泛宣传健康的饮食和生活方式。

自然界为我们提供了保持健康所需的一切。新鲜、天然的食物是最佳的营养品。只有当我们保持饮食和生活的平衡，才能以自然的方式维持健康。所以，让我们回归自然，回归健康的本质，享受自然带给我们的健康和幸福。我的书籍与其他众多健康书籍有所区别——它并未过分强调你必须避免做什么，或者一定要做什么。我想通过这本书传达的是：健康的生活并不应该被看作是一种惩罚，相反，它应该是享受生活过程中的一部分。令人欣慰的是，越来越多的人开始认识到内在平静和良好饮食对身心健康的重要性。

为了真正理解如何为身体提供最佳的营养和能量，我们需要深入思考食物的本质。健康的关键在于选择尽可能自然和多样化的饮食，同时保持积极的生活态度，并进行适量的运动。我的目标是通过推广多样化饮食，鼓励人们过上健康的生活。我想证明的是，心脏病和癌症并不总是遗传或是人生不幸导致的结果，它们更多是由不良生活方式和饮食不均衡所引发的现代疾病。因此，我们需要回归自然健康的饮食，比如摄取健康的脂肪、全谷物和新鲜蔬果，以真正实现身心的健康与和谐。

　　我有着强烈的完美主义倾向，始终在追求真理。在探索人体所需营养品的同时，我坚持寻找尽可能纯净的产品。经过几年的"自我实验"，我逐渐意识到，我的探索之旅不仅仅是为了自己，更是为了那些渴望了解健康生活方法的人们。我更加深入地研究了科学的营养知识，并将这些宝贵的科学知识汇集在这本新修订的书中，期望对你有所帮助。

致 谢

在撰写此书的过程中，我深感幸运，因为得到了众多朋友和专业医生的鼎力支持和深刻启示。他们与我共享对生活的热爱、对自然的敬畏，也同我一样，怀揣着助人的热忱，致力于传授自然疗法与康复之道。

我衷心感谢雅克·詹森斯（Jaak Janssens）教授、亚历山德拉·理查森（Alexandra Richardson）博士等诸位专家学者，他们的赞赏与鼓励是我前行的动力。同时，我也深感荣幸能与米里亚姆·皮特斯（Myriam Peeters）博士、克里斯塔·埃伦（Christa Eelen）博士等专业人士成为朋友，他们在我探索预防医学的道路上，提供了富有指导性的建议。

特别感谢沃尔特·法歇（Walter Faché）对我书稿的精心修订，以及索菲·德·维瑟（Sofie De Vuysere）博士在她的著作中对本书的推荐。我的医学背景和乳腺癌康复者的经历，以及迈克尔·马斯（Michael Maes）博士关于食物与抑郁症等疾病关联的科学研究，都为我提供了宝贵的视角和深度。

我还要向玛蒂娜·沃特斯（Martine Wauters）、埃里克·德斯马德里尔（Eric Desmadryl）和爱丽丝·丁（Alice Deen）表达由衷的谢意，他们在我的旅程中分别给予了我精神上的指引、积极的影响和对完美的追求。此外，我要对记者莉丝贝特·科伊曼斯（Liesbeth Cooymans）的专业素养和贡献表示敬意，她巧妙地将复杂的科学数据转化为通俗易懂的语言，使我的研究成果能够为更多读者所理解。

最后，我必须提及索菲·诺佩（Sofie Noppe）的宝贵贡献。她勤勉地进行研究，确保了本书所引用的资料都是科学的，为本书的完善和出版奠定了坚实基础。

在此，我再次向所有给予我支持和帮助的朋友们表示感谢。

目 录

第三部分
文明疾病和如何通过天然食物治愈

第一部分

健康生活方式

生活不是赛跑，何必急于求成

健康的生活方式其实很简单，却被人们经常忽略。我们的免疫系统需要能量来保持其完整性和警觉性，因此，保持身体能量是避免过度负荷的关键。我们必须敏锐地感知自己身体的承受力，明白何时放慢脚步。如果你感到疲劳，最好的选择是休息，而非依赖药物来提神。

　　我经常听到人们说他们迫切需要休假，但我总觉得这有点奇怪。不是因为我反对休假，而是我注意到很多人平时生活节奏过于紧张，然后在休假时又因为旅行的计划、交通的拥堵、延误等外出情况而疲惫不堪。这更像是一种"逃难"，而非真正的放松。

　　事实上，每周给自己安排一天真正的假期，保证充足的睡眠，并适量饮食，就足以让你在第二天焕发活力。相反，人们经常在假期或长周末后感到更加疲惫，这是因为每次出行都需要付出一定的精力，路上的不确定因素也会增加压力。

　　我经常看到年轻人因为生活节奏过快而筋疲力尽。时尚界人士经常飞往世界各地，生活缺乏规律，饮食也不健康。这些生活方式往往导致激素失衡和皮肤问题。尽管他们在镜头前看起来光鲜亮丽，但现实生活中的状态令人担忧。

因此，我们要重新审视健康的生活方式。这并不复杂，只需要我们稍作调整，给身心留出足够的休息和恢复时间。这样，我们才能真正享受生活的美好，而不是在疲惫和压力中度过每一天。

　　越来越多的证据显示：不健康的生活方式往往是许多疾病的根源，而这些生活方式通常又与特定的情绪紧密相连。例如，突发的花粉症、皮疹或风湿病可能源于几天前的情绪创伤。精神—神经—免疫学研究表明，心智、神经系统和免疫系统之间存在着错综复杂的交互作用。这些交互作用涉及小分子作为信息载体在细胞间的传递。

　　神经系统、免疫系统和内分泌系统不断地通过生物化学信号进行交流。抑郁和悲伤等情绪可以影响我们的免疫力，反之亦然。因此，积极思考不仅对心情有益，对健康也至关重要。

吃药还是吃菜？健康的选择题

当出现疾病症状时，大多数人首先会选择去看医生，而不是先咨询营养师或自然疗法师。医生通常侧重于通过药物来缓解症状，而不是关注心灵和精神层面。我并非要否定传统医学的价值：它在处理身体创伤、细菌感染以及进行医疗和手术治疗等方面表现出色。然而，在选择医生时，疾病的性质是一个重要的考虑因素。对于慢性疾病，更好的选择可能是寻求采用正分子医学疗法医生的帮助，他们更倾向于使用非毒性、自然的疗法。

近年来，在保持和恢复健康方面，越来越多的医生和患者开始认识到饮食的重要性。然而，自然疗法的道路仍然充满挑战，因为其需要时间和自律。食疗尤其如此，一个特定的饮食计划至少需要6个月的时间才能看到效果。当患者收到饮食处方时，他们常常期待症状在饮食调整后会完全消失，但实际情况往往并非如此。

我经常被问到可否推荐一位优秀的医生或治疗师。在我看来，一位理想的医生或治疗师，首要条件是他们对患者本身感兴趣，而不只是关注病情。他们需要了解患者的生活、工作和饮食习惯。我常常听到患者抱怨，医生给每位患者的时间只有大约10分钟，几乎无法回答他们的问题。医生不仅应该是一个治疗者，更应该是一个"好老师"。因此，对于寻求自然疗法的患者来说，找到一个真正关心他们，愿意花时间了解他们，并能提供有效指导的医生或治疗师，是助其恢复健康的关键一环。

遗憾的是，许多医生仍然倾向于仅开出药物处方，因为这让他们感到安心，同时患者的症状也能迅速得到缓解。其实，医生和患者选择依赖常规药物治疗是完全可以理解的：这种方法既方便又相对便宜，且效果可能是立竿见影的。然而，这样做往往无法根治疾病。相比之下，自然疗法需要更多的努力、勇气和时间，而且患者需要接受数月的治疗，并愿意彻底改变习以为常的生活方式。

此外，自然疗法对患者的经济负担也更大。由认证医生或治疗师推荐的高质量营养补充剂通常价格不菲，而且也无法走医保。有机种植的蔬果和有机肉类也比非有机产品更贵。因此，对经济条件较好的人群来说，自然健康的生活方式往往才是可行的选择。为了改变这一现状，我们需要更多地宣传自然疗法的理念，提高公众对健康生活方式的认知。同时，政府和社会也应该提供更多的支持和补贴，降低自然疗法的经济门槛，让更多的人能够享受健康生活方式带来的益处。

3 别做"药罐子"，做个"吃货"吧

在短期内，药物可能是最便宜且最简单的治疗手段，但从长远来看，它们可能对身体造成伤害。这是因为药物会机械性地调节身体特定的内部情况，这可能破坏身体功能之间的协同作用。药物主要关注身体的某一特定情况，但其他身体功能可能会因此受到干扰，随之又需要其他药物进行调整。最终，这可能导致整个相互调节的功能系统完全失衡。

药物治疗和手术干预总是伴随着一定的风险，因此应作为最后的手段，如果在其他治疗的措施皆无效或者面临紧急情况时，再予以考虑。真正的健康应该从自然饮食开始，通过自然饮食，我们可以从根源上改善和维护身体健康，避免长期依赖药物带来的潜在风险。

☑ **高风险医疗手段：**
   包括常规医学、手术干预和药物治疗。

☑ **低风险医疗手段：**
   基础医学，正分子医学、阿育吠陀医学、和疗医学（顺势疗法）。

☑ **无风险医疗手段：**
   自然饮食和预防措施，包括健康饮食、运动、正向思考和避免有害产品（健康的基础）。

低风险和无风险方式强调通过食物、行为和预防措施来维护健康的重要性，并说明依赖传统医学和药物治疗可能伴随更高的风险。

4 感受生活的每一缕阳光

> 我热爱生活，并始终追求充实与满足。我精力充沛，尽量避免让负面压力侵入我的生活。然而，我也认识到，有时我需要暂时抽离，远离工作和烦恼，去寻找内心的宁静与平和。

对于每个人来说，积极思考都有其独特之处，但其本质在于：珍视生活，将其视为一份宝贵的礼物。我们应该培养谦卑、敬畏和宽容等价值观，意识到自己只是芸芸众生的一小部分，而万物之间都是紧密相连的。这种观念同样适用于健康：我们的身体、心灵和情感都是相互关联的，健康的身体会促进我们积极思考和生活，反之亦然。

因此，我试着减少过多的思考和分析，而是更多地关注自己的感觉，尊重自己和他人的界限。这样的生活方式使我更加接近生活的本质，也更加珍视每一个瞬间。

5 美味与健康如何兼得

在泰国度假期间，我惊讶地发现，那些通常被认为健康的食物，如新鲜水果，也可能含有毒素。以北美洲进口的苹果为例，这些苹果在运输过程中会使用一种有毒的杀真菌剂，这种做法相当普遍；加利福尼亚州的葡萄也会用二氧化硫进行熏蒸以防止霉变。这些化学品可能会被水果吸收，人们进食这种水果后，可能会引发皮肤过敏和呼吸问题，对易感人群来说，甚至可能导致休克、昏迷甚至死亡。其他水果如橘子、香蕉、樱桃和柠檬，也可能存在类似的安全隐患。在这个充满毒素的世界里，年轻人面临并接触越来越多的经过加工的食物，长期食用这些食物对健康的影响虽然尚未明确，但我们需要加以警惕。

自21世纪以来，消费者似乎成为工业食品的"牺牲品"，因为这些食品被设计成适合长期保存的状态。超市的货架上琳琅满目，一切货品应有尽有，给人一种选择无限多的感觉。然而，这种丰富的选择却带来过度饮食和营养不良的双重问题。

现代的食物多数在处理、包装、冷冻过程中添加了各种化学剂，以延长其保质期和增加口感，这些过程剥夺了食物本有的营养成分。许多蔬果在还未成熟时就被采摘下来，再经过不当烹调，到达餐桌时已经没什么营养。此外，许多食物种植在贫瘠的土地上，缺乏矿物质和蛋白质。更令人担忧的是，现代农业和园艺中广泛使用的化肥和有毒农药，有些被认为与癌症等疾病有关。因此，了解食物的生产及加工过程变得越来越重要。

在中国、日本等亚洲国家，饮食被视为一种日常的预防性治疗方法。当身体出现问题时，人们会思考应该吃什么或避免吃什么，这与西方的做法截然不同。在西方，饮食更多的是基于口味而非营养。以美国为例，美国人不仅摄入了大量的工业食品，还经常大量摄入合成维生素，这些维生素的效果其实微乎其微。

美国人的生活方式也充满了矛盾。他们为了工作而拼命，一有空闲时间就急于逃离城市，前往郊外享受户外活动。他们热衷于徒步和享受自然，但在其他时间，可能更依赖啤酒、薯片和汉堡等快餐食品。这种生活方式和饮食习惯的矛盾性，使得美国人在健康问题上面临着巨大挑战。

6 清晨散步，偶遇自然

作为一个习惯早起的人，我热爱清晨的宁静。这份宁静为我开启新的一天提供了宝贵的能量。夏季，当世界似乎还在沉睡时，我带着我的狗在凉爽的清晨散步，目睹万物苏醒的景象。每天，我都会发现一些新鲜有趣的事物：一只青蛙突然跳到我的脚边，需要修剪的玫瑰，或是刚刚绽放的花蕾，还有那些悠然降落在池塘旁的苍鹭……

　　对我而言，与自然的接触是生活中至关重要的一部分。自然是这个宇宙的基础，它其实并不遥远：在你的花园里，附近的公园中……在这个快节奏的社会里，每个人都似乎在追求地位和奢华，而对我来说，与自然的接触是保持健康、身心平衡的重要一环。

7 动物的魔法

尽管我现在需要的睡眠比15年前多，但我发现每天睡7小时就足以让自己感觉良好。我的生物钟运行得十分规律，每天早上都会准时唤醒我。我的晨练几乎一成不变：先进行轻松的伸展运动，然后散步。

最近，我在凌晨5点左右经常被卧室壁炉里传来的噪声吵醒。我听到了一阵响亮的拍打声，起初我以为是一只鸽子误飞进了我的烟囱。但当我看到是一只小猫头鹰坐在我面前时，我惊愕不已。我对它的出现感到欣喜若狂！我小心翼翼地捉住了猫头鹰，它乖巧地坐在我的手掌上。我手捧着它，打开了大门，然后它飞入了花园，继续向森林深处飞去。那一刻，我立刻感受到了内心的平静与自由。这真是好的开始！那一天，我的心情变得格外愉快。人们常说猫头鹰带来好运，而对于我来说，动物总是有着特殊的治愈"魔法"。

为了保持最佳的健康状态，以下是一些可能有帮助的建议。

☑ 定期进行适量的身体锻炼。

☑ 咨询医生或治疗师，以获取专业建议。

☑ 尽情享受你所做的一切，让生活充满乐趣。

☑ 保持积极的生活态度，不断激发内在动力。

☑ 饮食多样化，注重饮食健康，并尽量遵循地中海饮食模式。

☑ 无论是食物还是饮品，都应适度消费，避免过量。

☑ 梦想对于心理和生理健康都至关重要，它们为你提供目标和动力。

☑ 每天接触大自然，感受大自然的美丽和宁静。

遵循这些建议，你可以更好地保持身心健康，享受更加美好的生活。

第二部分

通过健康饮食获得健康

① 食之以健，防之以病

以往医生和科研人员致力于寻找能够有效消除疾病的药物，而忽略了保持健康身心状态的首要且最重要的手段——健康饮食。以前几乎所有的食物都是天然且富含营养的，然而在过去的1个多世纪里，食物经历了巨大的改变，有时现代的食品甚至不能称得上是"真正的食物"。

随着仿制食品开始普及，越来越多的人因为这些不健康的食品而无法正常生活甚至罹患各种疾病。值得注意的是，尽管20世纪下半叶西方发达国家的癌症和心脏病病例数在攀升，但在那些以全谷物和新鲜蔬果作为主要饮食构成的地区，癌症和心脏病的发生率明显较低。起初这一现象被认为是偶然的，但科学家们逐渐发现，某些食物确实具有预防疾病的作用。那些经常大量食用蔬果的人，相较于坚持传统西方饮食的人，通常更健康且寿命更长。

揭秘营养宇宙

饮食主要由两大类营养素构成：宏量营养素和微量营养素。宏量营养素包括脂肪、碳水化合物和蛋白质，是身体获取所需能量的主要来源。蛋白质是身体生长和组织修复必要的基础来源。此外，为了维持正常的生理功能，身体还需要其他类型的营养素，而这些营养素的需求量相对较小，因此被称为微量营养素。这些微量营养素主要包括维生素和矿物质。

碳水化合物

碳水化合物是由碳、氢和氧原子构成的（C、H、O）。在食物中，它们以多种形式存在：淀粉（主要存在于蔬果、谷物和豆类中）、糖（如蜂蜜、糖浆、蔗糖以及水果中的天然糖分），以及膳食纤维（在全谷物、豆类、蔬果中都能找到）。碳水化合物是身体获取能量的主要来源之一，除了脂肪以外，它们为身体运动、神经系统和肌肉工作、组织修复以及营养素的吸收和消化提供所需的能量。

膳食纤维是一个包含多种成分的大类，对健康有益。它可以分为水溶性膳食纤维（如燕麦、豆类、大麦等）和非水溶性膳食纤维（如小麦和玉米的麸皮、水果皮等）。然而，经过加工的碳水化合物往往会失去其大部分或全部的营养价值。例如，精制糖就是一种经过加工的产品，它在加工过程中失去了大部分人体所需的营养素，还可能对身体产生负面影响。

蛋白质   "蛋白质"这个词最初源自希腊语，意为"极其重要"，在生物体中发挥着至关重要的作用。它是构建和修复身体组织、生产血液及酶的基本构建成分，同时也是构成所有身体细胞的关键成分。蛋白质的基本构建单元是氨基酸，这些氨基酸由碳、氢、氧和氮（C、H、O、N）这4种对生命活动至关重要的元素组成。目前已发现的20多种氨基酸中，至少有8种被认为是人体必需的。虽然人体能够自行合成一部分氨基酸，但仍有一部分氨基酸是人体无法自行产生的，这意味着人必须通过饮食来获取。根据氨基酸的特性，获取蛋白质的食物来源可以分为完全来源和不完全来源，前者含有所有必需氨基酸，而后者只包含部分必需氨基酸。

如果蛋白质摄入不足，可能会导致一系列健康问题，包括疲劳、精神状态差、易怒、性欲减退、皮肤干燥、指甲变脆以及脱发等。更为严重的是，当身体缺乏某种必需氨基酸时，可能会开始消耗自身的肌肉组织以获取所需的氨基酸。此外，蛋白质摄入不足还可能引发饥饿感，使人特别想吃精制糖类快餐，这对健康是不利的。**因此，保持适当的蛋白质摄入对于维持人体健康至关重要。**

在西方社会，缺乏蛋白质的情况非常罕见，反而蛋白质摄入过多的情况非常普遍。关于每天应摄入多少蛋白质，营养专家们的意见并不统一。有些专家建议蛋白质应占食物总能量的10%～15%，而另一些专家的推荐占比高达30%。

我认为，为了维持最佳健康状态，蛋白质在总能量摄入中的占比不应超过20%。这意味着男性每天应摄入约55克蛋白质，女性则为约45克[①]。

过多的蛋白质摄入并没有必要，甚至可能对健康产生不利影响。因为身体无法储存过量的蛋白质，多余的蛋白质会转化为葡萄糖和氨。这个过程会增加肝脏和肾脏的负担，导致尿液中酸性物质增加，还可能会引起钙的流失，进而增加患骨质疏松症的风险。此外，富含蛋白质的食物通常也含有较高的能量和脂肪，会导致体重增加。

脂肪　　脂肪和类脂物质都属于脂肪大类。脂肪不仅是健康饮食中不可或缺的一部分，还是人体所需能量的重要来源。它们可以被转化为其他重要的组织成分，或作为身体的燃料储存。此外，脂肪对脂溶性维生素（如维生素A、维生素D、维生素E、维生素K）的吸收和运输非常重要。对于细胞来说，脂质是构成细胞结构和功能的关键要素。脂肪主要由3种基本脂肪酸组成，包括饱和脂肪酸、单不饱和脂肪酸和多不饱和脂肪酸。动物性脂肪主要来源于肉类、鱼类、蛋类、牛奶、奶酪和黄油等，它们主要含有饱和脂肪酸和单不饱和脂肪酸，但也含有一定量的多不饱和脂肪酸。而源自橄榄油、牛油果、葵花子油和坚果等的植物性脂肪，则主要含有单不饱和脂肪酸和多不饱和脂肪酸，但也含有少量的饱和脂肪酸。这些不同类型的脂肪酸在人体中发挥着不同的作用，保持脂肪摄入的多样性和平衡性对于维持健康至关重要。

维生素　　维生素是一种有机化合物，人体只需要极小量的维生素，但其对于维持生命活动至关重要。大多数维生素

---

① 根据《中国居民膳食营养素参考摄入量（2023版）》，18～50岁男性蛋白质推荐摄入量为65克/天，女性为55克/天。——编者注

不能由人体自身合成，它们不直接参与代谢产生能量，但可以作为辅助因子或辅酶参与代谢，其中一些功能对能量产生至关重要。维生素对人体通常是调节作用而非构建作用。维生素复合体包含酶、辅酶、抗氧化剂，因此维生素被视为生物体中的"关键齿轮"。

维生素分为脂溶性和水溶性两大类。脂溶性维生素包括维生素A、维生素E、维生素D、维生素K，而水溶性维生素则包括B族维生素和维生素C。这些维生素在烹饪和储存过程中容易流失。大多数维生素制剂都是人工合成和化学提纯的，由于这些合成维生素不含天然成分（酶、辅酶），因此其生物活性受到干扰，不能作为天然营养复合物使用。这些合成维生素通常用于补充加工和精制食品中失去的原始营养。**为了保持健康，我们应该尽可能通过饮食摄入维生素，而非依赖合成维生素制剂。**

矿物质   矿物质在人体和食物中以无机和有机两种形式存在，具有特定的化学组成，对活细胞的反应至关重要。矿物质与酶、激素、维生素相互作用，并运输各种物质；同时还作为许多生物反应的催化剂，并为身体提供必要的构建成分。人体体重的4%～5%是由矿物质所构成的，目前已知有21种矿物质对维持健康起着重要作用。值得一提的是，我们体内主要矿物质的含量甚至超过了一勺咖啡的容量，这些常量矿物质包括钙、氯、镁、磷、钾、钠和硫等。相比之下，微量元素的含量则较少，少于一勺咖啡的容量，其中一些重要微量元素包括硼、铬、铜、碘、铁、锰、硒和锌等。这些矿物质在人体内的功能是相互关联的，它们之间相互作用，没有哪一种矿物质能够独立起效而不依赖其他矿物质的参与。因此，我们需要保持适当的矿物质平衡，这意味着需要通过均衡的饮食来摄取这些必需矿物质，以确保我们的身体能够正常运作。

如今，由于土地养分的贫瘠，生产出的食物所含的矿物质量相比以前显著减少，并且在食物加工和精制过程中会进一步损失。因此，从日常饮食中摄取足够的矿物质变得越来越具有难度。这也意味着为了维持健康，我们可能需要更加关注饮食的均衡，以及通过其他途径补充这些必需的矿物质。

农业之根：土壤生态学的探索与反思

　　土壤不是单纯指泥土。土壤是一个非常脆弱、复杂而又生机勃勃的生命体。土壤里充满了生命，一勺土壤所含的微生物比全世界的人口还多！在健康、有生命力的土壤中，空气可以自由流通，水分得以保留。植物根部、微生物和蚯蚓、昆虫等生物之间的互动，确保农作物获得营养，免受侵蚀、干燥和疾病的侵害。

　　有机农作物种植者和农民深知土壤的重要性，因此他们会定期通过堆肥的方式为土壤补充营养。这些堆肥材料包括自然分解的植物和动物废料，以及富含矿物质的石灰石。此外，他们还通过绿肥使土壤更加肥沃。他们种植能吸引细菌的作物，氮会"黏附"在上面，之后将其犁入土壤中作为肥料。为了保持土壤的养分，他们还会采用轮作的方式种植农作物，这样既能减少农作物病虫害，又能为耗尽养分的土壤提供重新累积养分的时间。农民还会根据农作物的生长需求和土壤、气候的特点来选择合适的种植方式，以保持土壤的健康和生产力。

　　然而令人遗憾的是，大多数当代农民并未充分认识到土壤的价值，他们往往将土壤视为无用的"垃圾"。因此，大量的土壤被随意挖采，导致土壤、地下水和空气都受到了农业化学物质的污染。这种做法无疑是对我们宝贵土壤资源的极大浪费和破坏。

　　农民们广泛应用各种农药来对抗昆虫和杂草，但这些问题仍然十分突出。很多农田看似生机勃勃，实则不然，因为土壤中几乎找不到蚯蚓，微生物活动也微乎其微。为了刺激农作物生长，农民不得不依赖化肥和其他化学物质，而土壤仅仅被他们视为农作物生长的介质。想象一下，如果农作物依赖化学肥料生长，用除草剂清除杂草，用杀虫剂清理甲虫和其他害虫，那这些农作物还不如随便在一片木板上生长算了！

　　并非所有植物都容易受到昆虫侵害或患病。在自然界中，害虫和疾病实际上扮演着保护者的角色，而非破坏者。它们通过有选择性地攻击和淘汰弱小的植物，帮助我们剔除那些对人类和动物来说营养价值不高的植物。昆虫和疾病在自然界中守护着我们的食物供应，以自然的方式淘汰那些我们本就不应该食用的植物。

然而，现代农民往往更关注产量而非农作物的质量。他们的首要目标是尽可能多地生产农作物，所以数量往往压倒质量。这种过度追求产量的做法忽视了农作物本身的健康和价值，也让我们失去了从自然中获益的机会。

有机食品，让你吃得更安心

越来越多的人认识到有机食品的优势，并愿意为其支付更高的价格。有机食品不仅含有更多的营养物质、味道更鲜美，还代表了一种对生态平衡的尊重。"有机种植"意味着食物是在与自然和谐共生的条件下种植的。人类作为自然界的一部分，与大自然紧密相连。有机食品种植采用的技术和产品不会对土壤、植物、动物、空气、水以及生活在周围的人造成伤害。这些有机技术自古以来就被人们用于耕种土地和饲养动物。然而，在20世纪50年代之后，农业领域发生了巨大变化，人们开始广泛使用合成肥料和杀虫剂，这导致了大量的有害化学物质进入环境，给人类健康带来了潜在威胁。有机种植不仅能够减少有害化学物质对环境的污染，还能让你远离化学成分残留的食物。有机农民采用天然的杀虫剂或其他替代品，这些物质能够有效分解，并且对环境和消费者都无害。

有机农民对待农作物病虫害的态度也与传统农业不同。他们不依赖大量喷洒各种化学物质来避免农作物患病，而是将害虫和疾病视为潜在问题的表现，是生态不平衡的迹象。因此，他们采取措施解决更深层的生态失衡问题，而不仅仅是针对表面现象。有机农民能够从根本上解决农作物面临的问题，为消费者提供更加健康、安全的食品。因此，购买有机食品不仅是对个人健康的投资，也是对地球生态平衡的贡献。

有机食品已被证明比非有机食品含有更多的营养物质。在一项对比有机和非有机蔬菜（如莴笋、白菜、番茄和菠菜等）的研究中，结果显示有机蔬菜的矿物质含量显著更高。甚至在一些非有机蔬菜中，某些微量元素完全缺失；相比之下，有机蔬菜中的矿物质（如硼、钙、铬、铜、锌、碘、镁、锰、磷、硒等）含量高达非有机蔬菜的4倍，并且含有更少的有毒物质（如铝和铅）。有机蔬菜的营养物质含量是超市购买的普通蔬菜的2倍。

其他相关研究还探讨了经化学加工过的谷物和苜蓿的蛋白质含量。这些经化学处理的农作物蛋白质含量分别为8%和17.7%。而这些农作物如果以有机方式种植，蛋白质含量则分别上升至17%和26%。此外，有机甜菜的天然糖含量为19%，而非有机甜菜的含量为12.1%。有机胡萝卜含有更多的β-胡萝卜素，有机芹菜含有更多的维生素C，有机番茄则含有更多的维生素C和钙，相比之下，它们的非有机产品这些营养素的含量较低。另外，使用合成肥料种植的蔬菜的B族维生素含量也较低。

综上所述，有机食品不仅含有更多的营养物质，而且更加健康和安全。购买有机食品是对个人健康和地球生态平衡的明智选择。

根据研究显示，农药和除草剂可能会降低某些植物性食物的营养成分或转化为对人体不利的物质。例如，农药可能会减少农作物中胡萝卜素的含量。这种种植方式所提供的食物质量通常较低，因为这些农作物不仅营养成分含量较少，还可能含有毒物质。

有机农业在这方面具有显著优势，农民追求种植有机产品种类的多样性。商业化农业常常采用单一作物种植模式，即在大片土地上连续种植同一种农作物。这种做法会导致土壤中的营养物质长年累月被消耗，最终使土壤变得枯竭贫瘠。因此，农作物里所含的营养物质逐年减少，同时对各类疾病的抵抗力也减弱，这形成了一个恶性循环：为了应对农作物疾病，农民不得不增加杀虫剂的使用量。

种植有机产品的农民则会选择种植多种不同的农作物，多年来他们收集并保存了来自不同种类植物的种子和种芽，以维护土壤的健康和农作物的多样性。这种种植方式不仅有助于保持土壤的营养平衡，还能提高农作物的营养价值和抵抗力。因此，选择有机食品意味着选择更加健康、营养丰富的食品，同时也是对环境友好的选择。

有机产品的另一个重要优势在于口感。生长在健康而养分均衡的土壤中，这使得它们呈现出浓郁的风味和更佳的口感。新鲜食物的颜色、香气和味道都与其营养价值紧密相连，如矿物质、维生素、蛋白质和碳水化合物等。此外，这些食物的颜色和味道也与其生长的土壤状况密切相关。例如，甜菜根的深红色、南瓜的橙色以及圆白菜的绿色，在土壤更健康时这些蔬菜的味道会更加丰富和浓郁。尝试一下吧！有机方式种植的苹果和在阳光下自然成熟的有机番茄会带来更加甜美多汁的口感，有机胡萝卜则又甜又脆、味道浓郁，有机肉类也具有丰富的肉香味、口感鲜嫩多汁。

不过，有机种植的蔬果在外观上可能并不总是那么完美。例如，生菜上可能还挂着沙子，苹果上可能有虫眼，梨上也可能有些许凹痕，但这正是自然的印记，展示了它们未经修饰的真实面貌。相比之下，那些外观光鲜亮丽但口感平淡的绿苹果、缺乏风味的生菜，或者经过激素处理的红色牛排，又有什么用呢？选择有机产品，就是选择自然。

在谈论有机食品时，我主要强调了蔬果的优点，但有机肉类同样值得一提。有机肉类的最大优势在于它不含有激素和抗生素。研究表明，有机农场主和食用有机食品的男性精子数量会明显增多，这些男性的精子平均数量是不食用有机食品男性的2倍。这是因为许多农药中的化学物质与人体激素相似，它们会干扰人体的激素平衡。这种干扰不仅可能导致生育能力下降，还可能增加患某些激素相关癌症的风险。

此外，女性食用经过激素处理的肉类和喷洒过杀虫剂的蔬果，也更容易罹患与激素相关的癌症。研究表明，农业中使用的滴滴涕（DDT）杀虫药、多氯联苯（PCBs）农药延效剂和其他化学物质都是引发恶性乳腺肿瘤的诱因之一。

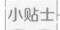 小贴士

怎么确保购买到的是有机产品

确保你购买的产品是有机且经过保证的，这是一个关键问题。生产商或制造商如果通过了有机生产的检查，可以在其产品上标注相关的有机标志。这些

标志通常表明产品至少含有95%的有机种植成分。在欧洲，政府制定了明确的有机标签规定，以确保消费者能够识别真正的有机产品。

虽然有机标签提供了产品信息，但其可信度仍然是一个值得关注的问题，一些商家可能会试图通过虚标有机标签来提高产品价格，而实际上并未达到有机标准。揭穿这些不良商家通常需要时间，因为进行有机检测需要投入大量的人力和时间。

在欧洲，我个人对Biogarantie、Öko和AB等有机标签比较有信心。除了这些标签外，还有其他一些有机标签，它们保证产品至少符合欧盟关于有机农业方法的规定。值得注意的是，欧盟的每个成员国都有权制定比欧盟标准更严格的有机产品规定。比利时对有机产品的检查标准被认为是整个欧盟最严格的，它们的进口商、生产商或制造商必须提供所有原材料的来源信息，而在其他很多国家这并不是强制性要求。此外，比利时的有机标签还要确保产品包装中不使用PVC或其他含氯的塑料类型。

对于来自非欧洲国家的有机产品，进口国的检查机构会负责进行检验。因此，当你购买有机产品时，请务必查看产品上的有机标签，并选择那些经过严格检验和认证的有机产品，以确保获得的是真正的有机产品。目前，欧盟各成员国之间对有机产品的法规和控制方面尚未实现完全统一，这确实是一个令人遗憾的现状。一旦某个产品在欧盟的某个国家获得有机认证，其他所有欧盟国家都有义务接受该产品为"有机"，这在一定程度上削弱了有机标准的统一性和严格性。因此可能会出现这种情况：在比利时不被视为合规的有机产品，却因为在荷兰等国获得了批准而贴上了有机标签。

需要明确的是，"有机"这一术语目前仅适用于人类和动物的食品。对于非食品类产品，如化妆品、洗涤剂等，不能使用"有机"这一标签。这是为了确保消费者能够明确区分有机食品和非食品类有机产品，避免产生混淆。

"自然"并不等同于"有机"。 随着有机食品的益处被广泛宣传，我们被大量甚至有时是误导性的口号和概念所包围。诸如"自然""手工制作""植物性""改良"和"无激素"等词汇，并不能确保相关产品对健康有显著益处，不过有机标签确实具有一定的保证。由于有机农业遵循严格的标准，因此在质量上存在一些明显的差异。

❶ 有机食品中不含合成杀虫剂的残留物，因为有机农业禁止使用这些化学物质。

❷ 有机产品中的有害物质（如硝酸盐和重金属）含量较低，这得益于有机农业对化肥使用的严格限制。

❸ 由于有机产品的生长周期较长且土壤质量更佳，它们含有更多营养成分，如维生素C和镁。

❹ 在有机动物产品中，不会发现抗生素和镇静剂的残留。有机畜牧业中饲料不含动物成分，这大大降低了疯牛病（BSE）等风险。

② 谷物之韵，健康之声

谷物实际上是草本植物的一种，我们食用的部分是它的种子和果实。全谷物由五层组织构成：首先是谷壳，这是谷物外部的保护层，坚硬且不可食用，在加工过程中通常会被去除。接下来是谷皮和糊粉层，它们含有B族维生素和矿物质等营养物质。

谷物中的膳食纤维等成分在进入消化系统时增加了体积，有助于维持消化系统的正常运作，改善血糖和脂肪代谢，以及调节饥饿感。第四层是胚乳，它构成了谷物的营养主体，富含碳水化合物、蛋白质和少量脂肪。

最后，胚芽构成了谷物的核心部分，其富含蛋白质、维生素（如B族维生素、维生素E等）、矿物质（如钙、镁、磷、铁）、微量元素（如铬、铜、锰、钼、硒、锌）以及酶，这些酶是有机催化剂，对生物化学反应、食物消化和吸收都至关重要。

在19世纪末，为了延长面粉的保存期限，商业面粉厂开始仅保留胚乳部分，而将富含营养和膳食纤维的麸皮（谷皮和糊粉层）和胚芽去除或单独出售。然而胚芽一旦从谷物中分离出来，很快就会变质并失去营养价值，特别是当它被切断或压榨时。值得注意的是，谷物不同部分的价值并不等同于它们单独存在时的价值之和。当有些部分被分离后，它们就不再像完整的食物那样互相协同作用。

为了制作白面粉，细小的胚乳颗粒会经过化学物质的漂白处理。这个过程增强了面粉中的面筋，并破坏了黄色素（主要是类黄酮），使面粉看起来更吸引人。尤其是在大型商业面包店中制作谷物产品的面粉，为了延长保存时间，有时也会被漂白。

当全麦被磨成白面粉时，会丢失大约83%的营养物质，剩下的主要是淀粉。在这个过程中，膳食纤维被去除，维生素E的含量明显减少，其他营养物质也会丢失。因此，最终生产出来的面粉作为食物几乎没有什么营养价值，需要添加合成的维生素B$_1$、维生素B$_2$、烟酸（维生素B$_3$）和铁等来弥补丢失的营养成分。

医生们观察到，一些患者在饮食中排除了面包和化学处理的面粉数周后，不仅感觉更好，而且在客观指标上也显得更加健康。这是因为，使用磨石在低温下磨碾谷物，相较于工业化高温处理，更能保留谷物的营养物质。**如今市场上许多标榜为"全麦"或"全谷物"的面包等谷物制品，实际上只含有少量甚至微不足道的全麦粉，主要成分还是经过精制的白面粉。**更令人惊讶的是，有些深色"小麦"面包甚至不含有小麦粉，而是用糖浆染色来模拟全麦面包的外观。鉴于这种情况，我们需要通过其他方式摄取全谷物，例如将其作为热餐或沙拉。

下面，我简要介绍几种谷物种类及其主要特性。

苋米　　　　苋菜的种子，蛋白质含量高于大多数其他谷物，约为16%。苋米还富含两种必需氨基酸——赖氨酸和蛋氨酸。此外，苋米还是镁、铁、铜和膳食纤维的良好来源。

荞麦　　　　荞麦富含B族维生素、钾、镁、铜、钙、铁、硅和膳食纤维。此外，荞麦还含有7种必需氨基酸。

大麦　　　　当大麦经过精制处理时，所有的保护壳和胚芽都会被去除，只剩下胚乳，这就是我们所说的珍珠大麦。这个精制过程无疑会导致一部分营养物质的损失。

小米　　　　小米是一种营养丰富的谷物，它含有丰富的维生素和矿物质，是唯一的碱性谷物，非常易于消化。麦芽富含磷、镁、钙、铁、维生素B$_2$和烟酸，其蛋白质含量虽然略低于小麦，但比大米、玉米、燕麦含有更多的赖氨酸。

燕麦　　　　燕麦富含B族维生素、维生素E以及9种矿物质，包括钙和铁。燕麦富含可溶性膳食纤维，可促进肠道蠕动，有助于肠道健康，且其蛋白质质量相当高。未经精制的燕麦由于没有经过高温加工，保留了大部分营养物质。

玉米　　　　玉米所含的蛋白质并不是完全蛋白质，它只含有少量的必需氨基酸（如赖氨酸和色氨酸），以及一些B族维生素和大量的钾、镁。

野生稻　　　　野生稻实际上不是大米，而是一种水生植物*Zizania aquatica L.*（也被称为水生菰）。这种植物罕见且难以培养。它含有比任何其他"谷物"都更多的锌，并且可以提供镁、钾、B族维生素、磷和膳食纤维。

藜麦　　　　藜麦是当今流行的一种食物，实际上它是藜属植物的种子，并不是真正的谷物。藜麦富含镁，也是铁、钙、磷、铜、维生素E以及B族维生素的良好来源。

大米　　　　未精制的大米是B族维生素的极好来源，同时含有钙、铁、磷、维生素E、钾、蛋白质和膳食纤维。经过精加工后的大米只剩下胚乳，颜色偏白，这一过程使大米的营养成分大大减少，丢失了大量的维生素和膳食纤维。

黑麦　　　　黑麦含有少量麸质，是B族维生素的良好来源，且含有丰富的木酚素、氨基酸（赖氨酸），以及铁、钙和维生素E等营养物质。

---

3 探索营养宝库：豆类、坚果与种子

豆类

豆类，实际上是豆科植物中的种子。它们富含B族维生素（尤其是维生素B_6）、钙、铁、锌和钾。它们也是膳食纤维的绝佳来源：一杯煮熟的豆子含有约9克膳食纤维（约为每日推荐摄入量的一半）[①]。

豆类中高达25%的热量是蛋白质提供的，但由于缺乏蛋氨酸和半胱氨酸这两种氨基酸，它们被视为不完全蛋白质。然而，大豆是个例外，它们含有的蛋白质是完全蛋白质。豆类在健康饮食中具有重要且特殊的地位。有趣的是，日本人的预期寿命是世界上最高的，他们罹患心脏病的风险相对较低。除了日本饮食中脂肪含量较低和膳食纤维含量较高这两个因素外，大豆的大量摄入也是一个引人注目的特点。传统的日本料理中，大豆制品被广泛使用，如豆腐、发酵大豆酱、发酵豆腐酱（味噌）以及蒸或生吃的毛豆。这些食品不仅丰富了日本人的饮食，还可能为其健康和长寿贡献了一份力量。

大豆之所以独特，是因为它含有许多抗病毒的植物化学物。值得一提的是，大豆富含大豆异黄酮，这是一种植物雌激素，其结构与人体内的雌激素非常相似。尽管大豆异黄酮与我们的激素在结构上略有差异，但它们仍然具有类似激素的作用。

大豆异黄酮对人体雌激素具有双向调节作用，这有助于降低患激素依赖性癌症（如乳腺癌和前列腺癌）的风险。此外，大豆还是唯一含有特殊异黄酮——染料木黄酮的食物来源。研究表明，染料木黄酮具有强大的抗癌作用，能够阻止那些刺激细胞生长和促进肿瘤发展的酶。

[①] 根据《中国居民膳食营养素参考摄入量（2023版）》，15～75岁人群膳食纤维的适宜摄入量（AI）为25～30克/天。——编者注

选择大豆还有另一个重要理由：大豆中的蛋白质能够降低胆固醇水平，而大豆异黄酮与其他抗氧化剂共同作用，可以防止低密度脂蛋白胆固醇（LDL-C）的氧化。氧化的LDL-C是心血管疾病的一个重要风险因素。所以，食用大豆不仅可以获得丰富的营养，还能为健康提供额外的保护。豆类与谷物不同，它们通常不经过精制处理，从而得以保留其原始的营养价值。豆类能干燥处理后以罐装的形式销售。经过灭菌处理的豆类是在玻璃罐中煮熟的，确保了在售卖过程中没有营养价值的损失。不过，部分罐装豆类可能含有精制糖或化学添加剂，因此在选择时应谨慎。

尽管如此，豆类因含有某些复合糖（如呋喃糖和水苏糖）而闻名，这些糖类在人体内难以消化，并可能被肠道细菌发酵，引起胀气。所以，建议在烹饪前将豆类在水中浸泡数小时，并多次更换浸泡的水。与大多数蔬菜不同，豆类在烹饪后能够保留更多的维生素和矿物质，这使得豆类成为营养丰富的食材选择。豆类种类繁多，包括黑豆、鹰嘴豆、红豆、扁豆、豌豆、蚕豆、白芸豆等。此外，豆芽是种子发芽的早期形式，其中紫芽（苜蓿）尤为受欢迎。实际上，各种种子的芽都可以食用，种子发芽不仅增加了其营养价值，还富含活性酶。

坚果

坚果通常被一层坚硬的果壳所包裹，内部含有一颗种子。坚果是营养高度浓缩的食物，富含蛋白质、必需脂肪酸、膳食纤维和碳水化合物。此外，坚果还含有适量的B族维生素、维生素E，以及钙、钾、铁、锌和镁等矿物质。

常见的坚果包括开心果、榛子、杏仁、腰果和核桃。核桃不仅含有一种名为单宁酸的强力抗癌物质，还富含一种不饱和脂肪酸——α-亚麻酸。研究表明，核桃能够降低胆固醇水平，而不会对血液中的甘油三酯水平产生负面影响。为了更大程度地获得坚果中的营养，我们可以尝试将沙拉酱替换为核桃油或其他健康的植物油，如亚麻籽油、奇亚籽油或紫苏籽油。值得注意的是，虽然花生通常被归类为坚果，但它实际上是一种豆类。椰子是棕榈树的果实，并不属于坚果类别。

为了确保坚果的新鲜度，我建议在购买后进行真空包装或冷藏保存，因为当坚果曝露在空气中时，其内部的不饱和脂肪酸容易氧化，导致坚果变质。

市场上常见的坚果零食通常是使用椰子油油炸的。而干烤坚果虽然没有在油中烹饪，但可能添加了糖、防腐剂或其他添加剂。许多坚果还可以制成酱状食品，如花生酱或杏仁酱，为日常饮食增添丰富的口感和营养。

种子

种子是富含营养的宝库，几乎包含了成熟植物所需的所有营养成分。它们可以生吃、烤制，也可以加工成各种酱。这些种子为我们提供了多种健康选择。

葵花子是维生素E、钙、钾、磷和蛋白质的优质来源。**南瓜子**则因富含锌而备受瞩目，此外还含有丰富的铁、磷、维生素E和蛋白质，特别是色氨酸。**芝麻**是钙、镁、钾、磷的良好来源，还含有少量的烟酸，为我们的身体提供必要的营养支持。

亚麻籽因其富含必需脂肪酸而备受推崇，它有助于消化，并促进通便。

这些种子不仅营养丰富，而且具有多种健康益处，是我们日常饮食中的宝贵财富。无论是作为零食小吃还是作为烹饪的调料，都能为我们的身体带来丰富的能量和营养。

4 蔬菜与水果：
每一口都是健康的承诺

　　相较于其他食物组，蔬菜和水果每千卡包含的营养价值更高。蔬菜和水果富含碳水化合物、膳食纤维，而且脂肪含量极低（橄榄、牛油果和椰子除外）。新鲜蔬果中含有的酶有助于促进营养物质的消化和吸收。更重要的是，它们含有大量的植物化学物，其中大部分是抗氧化剂。实际上，存在数以百计的植物化学物。例如，十字花科蔬菜如西蓝花含有特定的植物化学物，能够刺激体内抗癌细胞的产生；柑橘类的果皮中含有抗癌作用的植物化学物。

　　蔬菜和水果被誉为世界上最好且最有效的"药物"。想要从新鲜的蔬果中获取不同的营养，我们需要了解植物化学物与植物的颜色息息相关。例如，深绿色叶菜与黄色或橙色蔬菜含有不同的植物化学物。因此，在饮食中摄入多种颜色的蔬果以确保摄入多种不同的植物化学物非常重要。

膳食纤维的重要性

　　以植物性食物为主的饮食含有丰富的膳食纤维，它们主要来源于植物的细胞壁和植物中不具有直接营养价值，但对整个消化过程至关重要的部分。通过多摄入膳食纤维、多喝水和多运动，可以确保消化系统能以最佳状态工作。此外，高膳食纤维饮食还有助于控制血糖水平和降低胆固醇，也能使人产生饱腹感，从而减少高糖和高脂食物的摄入。

膳食纤维主要分为两种类型：可溶性膳食纤维和不可溶性膳食纤维。许多食品（特别是全谷物食品）同时含有这两种。大多数蔬果富含可溶性膳食纤维，能够减缓碳水化合物的吸收速度，使糖分缓慢释放到血液中。而不可溶性膳食纤维则主要存在于坚果、麸皮和水果皮中，它们通过肠道时不会溶解。了解这些膳食纤维的特性有助于我们更好地选择食物，以维护消化系统的健康。

植物性食物富含不饱和脂肪酸、抗氧化剂和植物化学物，这些植物成分对于预防神经退行性疾病、心脏病、癌症具有显著效果。

与以肉类和白面包为主要饮食习惯的人相比，素食主义者的饮食中摄入的膳食纤维更多。与低膳食纤维饮食的人相比，摄入大量膳食纤维的人消化能力更强，便秘问题更少。高膳食纤维饮食还有助于降低结直肠癌的风险。一般来说，每天建议摄入25～35克的膳食纤维。如果你经常食用未经加工的完整植物性食物，就能轻松做到这一点。蔬菜是膳食纤维的优质来源，一根煮熟的胡萝卜所含的膳食纤维量，相当于3片全麦面包或3杯燕麦片。

膳食纤维 = 膳食纤维 =

1根煮熟的胡萝卜　　　　3片全麦面包　　　　3杯燕麦片

富含膳食纤维的饮食对于预防多种疾病至关重要。越来越多的医生建议人们每天食用3～5份蔬菜和2份水果[①]，以降低患心脏病、癌症和神经退行性疾病的风险。有研究表明，与每天只吃1份蔬果的人相比，每天吃5份蔬果的人患癌症的风险降低了一半。有更多健康益处的蔬菜包括大蒜、洋葱、西

---

① 1份指70～100克。根据《中国居民膳食指南（2022）》，成年人每天蔬菜推荐摄入量至少达到300克，水果200～350克。——编者注

蓝花及其他十字花科蔬菜。大蒜和十字花科蔬菜的共同特点是它们富含有机硫化物，这些有机硫化物在我们的新陈代谢中发挥着重要作用，尤其是在肝脏解毒过程中。遗憾的是，只有10%的人群达到了每天蔬果的最低建议摄入量。

TIPS

别让膳食纤维变成"捣蛋鬼"

有些人因患有肠道疾病，可能对高膳食纤维饮食不耐受，所以不建议突然大量增加膳食纤维的摄入量，因为这可能会导致腹痛或胀气等不适症状。最好循序渐进地增加膳食纤维的摄入量，可以从可溶性纤维开始，同时多喝水。对于儿童摄入膳食纤维的量，我们也需要多加关注，因为吃太多膳食纤维，有可能会导致儿童缺钙。

类胡萝卜素：对抗癌症与心脏病的天然盾牌

大量研究证明，摄入富含类胡萝卜素的蔬果有助于降低罹患癌症、心脏病和癫痫的风险。类胡萝卜素是自然界中最庞大的天然色素群，目前已发现和鉴定出的种类就超过了600种。在这些类胡萝卜素中，有30～50种能够被人体转换为维生素A。其中，β-胡萝卜素作为维生素A的前体在活性上表现得尤为突出，这意味着它在人体更容易转换成维生素A。而其他类胡萝卜素的家族成员也展现出强抗氧化功效。

对于大多数人来说，为了摄入足够的**类胡萝卜素**，推荐食用绿叶蔬菜、胡萝卜、南瓜以及黄色或橙色水果，如橙子、柠檬、葡萄柚、芒果、杏等。通过食物摄入的方式摄取类胡萝卜素是现在普遍认为的最佳摄取途径，不同食物含有的类胡萝卜素的种类不一样，对健康的帮助也各具特色。例如，有研究指出α-胡萝卜素在预防癌症方面可能比β-胡萝卜素更有效。

　　　　　隐黄质是另一种备受市场和健康人士关注的类胡萝卜素，木瓜、桃子、橘子和橙子等水果中含有大量的隐黄质，其备受关注的主要原因之一就是隐黄质对预防宫颈癌具有一定的效果。

番茄红素　　　　　当然，我们也不能忽视最近风头正盛的**番茄红素**，这种类胡萝卜素"素如其名"，在番茄中的含量十分高。番茄红素对预防慢性疾病，特别是预防男性前列腺癌方面有着积极作用。值得注意的是，番茄红素溶于脂肪更容易被人体吸收。如果你不喜欢番茄，可以通过食用番石榴、西瓜等食物摄取番茄红素，当然这些食物的番茄红素含量较少。

　　综上所述，通过多样化的饮食，我们可以有效地摄取种类丰富的类胡萝卜素，为健康保驾护航。

从食物到药用，黄酮类化合物的多重益处

　　黄酮类化合物是一类对健康具有显著益处的植物色素，它们具有抗氧化作用，对预防癌症、心脑血管疾病、血脂异常具有积极作用。我们可以在多种食物中找到它们，如柑橘类、浆果、葡萄、李子、木瓜、番茄、西蓝花、绿茶和红酒等。黄酮类化合物作为植物色素，在很大程度上影响了水果和花卉的颜色。

　　历史上，黄酮类化合物的药用价值已得到医生的认可。早在5个多世纪前，黄酮类化合物就被用于治疗血液循环问题、皮肤病和炎症。科学研究进一步验证了黄酮类化合物的药用作用。例如，荷兰的一项研究发现，经常饮用富含黄酮类化合物的茶的男性患心脏病的风险明显低于不饮茶的男性。还有研究指出，经常适量饮用红酒的人，其心脏病的发病率也低于没有该习惯的人。这些研究发现突出了黄酮类化合物在维护健康中的作用。因此，在日

常饮食中增加富含黄酮类化合物的食物和饮品，有助于降低患心脏病和其他慢性疾病的风险。

黄酮类化合物的一大特性在于其能增强并加固体内的"抗氧化网络"。这是因为黄酮类化合物能够提高维生素C的有效性，并能抑制一氧化氮的过量产生。在很长的一段时间里，一氧化氮被视为有害物质，其与雾霾、汽车尾气和香烟烟雾等环境污染密切相关。一氧化氮还曾是导致臭氧层破洞的罪魁祸首，并被广泛认为具有潜在的致癌性。然而，在20世纪80年代末，科学研究揭示了一氧化氮对于人体的影响具有两面性，其在多种重要的人体生理功能中起到了重要作用。一氧化氮在特定的条件下可以对人体发挥保护作用，而在其他条件下则可能变得极具破坏性。

例如，当体内产生适量的一氧化氮时，它能够影响血管舒张，从而调节血压，改善大脑细胞之间的联系，提高注意力，帮助促进新知识的学习和记忆。此外，当一氧化氮由免疫细胞产生时，它具有抵抗感染、杀死肿瘤细胞以及促进伤口愈合的能力。对于男性，一氧化氮还能起到刺激勃起的功能。

尽管一氧化氮对于人体生理功能具有一定程度的积极作用，但过量的一氧化氮会对身体造成损害。当身体产生过量的一氧化氮时，它会开始破坏体内的抗氧化剂，如谷胱甘肽、黄酮类化合物和维生素E，并造成蛋白质损伤。黄酮类化合物能够通过抑制一氧化氮产生，维持体内一氧化氮的平衡，从而保护细胞免受一氧化氮过量的损害。

　　摄入黄酮类化合物的最佳方式是食用各种新鲜蔬果，无论是生的、蒸的或者是水煮的。此外，还可以选择蓝莓、银杏叶、红葡萄皮或者松树皮提取物等补充剂，以获取更多的黄酮类化合物。通过将这些富含黄酮类化合物的食物纳入我们的日常饮食中，可以为身体提供所需的抗氧化保护，维护心血管健康。在这个过程中还可以享受美酒的甘、水果的甜、蔬菜的鲜，何乐而不为。

蔬菜营养全攻略：选对、吃好，更健康

绿叶蔬菜 绿叶蔬菜，如生菜、罗马生菜、球生菜、苦苣菜、茼蒿、菠菜、豆瓣菜等，富含维生素、矿物质和膳食纤维，不仅热量低，还对健康有益。值得注意的是，**绿叶蔬菜的颜色越深，代表其营养成分越丰富。**

例如，球生菜含有180IU[①]的胡萝卜素，而同等量的罗马生菜则含有高达1000IU的胡萝卜素。球生菜含有2毫克的维生素C，而罗马生菜则含有10毫克的维生素C。

菠菜、水芹和苦苣菜同样是非常有营养的蔬菜。新鲜菠菜含有大量叶黄素，这是一种常见的类胡萝卜素，其对预防眼睛黄斑变性具有很好的效果。在西方，很多人视力减退的主要原因之一就是黄斑变性。此外，菠菜还是少数我们能够摄取到天然α-硫辛酸的食物来源之一，这种物质对我们来说是重要的抗氧化剂。同时，菠菜还是叶酸的主要来源，有助于预防癌症和心脏病。叶酸在体内能将同型半胱氨酸转化为蛋氨酸，避免过多的同型半胱氨酸增加的心血管疾病风险。而且叶酸对备孕女性非常重要，因为缺乏叶酸将会增加胎儿患神经管畸形的风险。

花菜类蔬菜 花菜、西蓝花是生活中常见的花菜类蔬菜。在花菜类蔬菜中西蓝花的营养价值尤为突出，其富含的天然有机硫化物对健康至关重要，能够有效保护人体免受有害物质的侵害。

选择适当的烹饪方式对保留其营养价值也是至关重要的。

 我们应当避免过度烹饪而导致的营养流失。为了最大程度地保留这些蔬菜中的营养成分，建议适当蒸制或者直接生吃。在微波炉中短暂加热（无须加水）也是一种避免营养物质流失的好方法。

---

① IU，即国际单位，1国际单位＝0.025微克。——编者注

胡萝卜、甜菜根、土豆、红薯都是日常生活中常见的根茎类蔬菜。其中黄色和橙色的品种是获取胡萝卜素的优质来源，胡萝卜素在体内能够转化为对人体有益的维生素A。根茎类蔬菜也是获取B族维生素的优质来源。

值得一提的是，**胡萝卜**是摄取天然α-胡萝卜素的最佳来源之一，与之并驾齐驱的还有南瓜。α-胡萝卜素是一种具有强效抗癌作用的物质，其抑制恶性肿瘤生长的能力甚至可能超过β-胡萝卜素。此外，胡萝卜还是果胶钙的良好来源，果胶钙作为可溶性膳食纤维，有助于降低血胆固醇水平。**甜菜**以超强的养分吸收能力而闻名，如果在同一块土地上种植甜菜超过2年，它们会完全耗尽土壤的养分，最终导致土地枯竭。**土豆皮**含有大量的维生素C和钾。**红薯**则富含维生素C和β-胡萝卜素，还含有比香蕉更多的钾以及大量的膳食纤维。

芹菜和芦笋，作为茎类蔬菜的佼佼者，不仅美味可口，更富含多种营养成分，如谷胱甘肽、叶酸及其他B族维生素，这些成分在维持人体正常生理功能方面发挥着重要作用。此外，芹菜和芦笋还含有丰富的类胡萝卜素、维生素C和钾，这些营养物质对于调节免疫力、保护视力、维持心脏健康等方面都具有不可忽视的作用。

在选择芦笋时，我们需要注意一个关键问题：罐装芦笋中的营养成分通常只有新鲜芦笋的一半左右。这意味着，如果我们想要摄取更多的营养，那么新鲜芦笋将是一个更明智的选择。新鲜芦笋不仅口感鲜美，而且营养成分更丰富，能够更好地满足身体需求。

番茄、彩椒、黄瓜均为植物所孕育的果实，各具营养特色。柿子椒，在相同重量下，其维生素C含量竟是橙子的3倍之多，红辣椒的维生素C含量甚至是橙子的4倍。然而，超市货架上的番茄，往往是在青涩未熟之时便被采摘，通过乙烯气体催熟后再供应市场。但那些沐浴在阳光下，自然成熟至多汁的番茄才是佳品，它们多数出自当地农民在有机农场或自家菜园中的精心培育。

番茄的营养价值极高，其中富含的番茄红素，作为一种类胡萝卜素，对降低前列腺癌风险有益。研究指出，每天摄入适量的番茄红素，即便仅吃1个番茄，也能产生健康效应。番茄红素不仅有益于男性健康，对女性而言，也有助于预防宫颈癌等疾病。此外，番茄还含有绿原酸，该物质能够阻止亚硝胺的形成，亚硝胺是在消化过程中由硝酸盐转化而成的潜在致癌物质，可能造成DNA损伤并引发细胞异常生长。

牛油果，尽管其因脂肪含量较高而备受争议，但它的营养价值不容忽视。牛油果富含单不饱和脂肪酸、类胡萝卜素、维生素C及B族维生素（包括叶酸），在相同重量下，其钾含量比香蕉高出60%。因此，尽管牛油果的脂肪含量偏高，但其丰富的营养组成使其成为健康饮食中的优质选择。

小贴士

青葱翠绿，蒜香四溢——厨房里不起眼的营养食材

洋葱、大蒜以及大葱，这些在厨房中常见的食材，其实都属于鳞茎植物，因此在植物学上它们有着千丝万缕的关系。而在这其中，大葱以其独特的风味和营养价值脱颖而出。**大葱**因其含有丰富的维生素C、胡萝卜素，以及浓郁的味道，成为餐桌常客。

谈及**大蒜**，它无疑是健康饮食中的一颗"璀璨明珠"。大蒜不仅能为菜肴增添独特的风味，更重要的是，它蕴含着多种对人体有益的营养成分，如有机硫化物、硒、B族维生素和维生素C，这些物质在保护心血管健康方面发挥着重要作用。此外，大蒜还具有抗血栓的特性，能够减小血栓形成的风险。大蒜还被誉为"天然抗生素"，对于抵御病菌的侵袭有着不可忽视的作用。

洋葱也是厨房中的"健康宝藏"。洋葱不仅味道独特，还富含抗癌物质，这主要得益于它所含有的槲皮素。槲皮素作为一种强大的抗氧化剂，经过实验证实，它能够清除多种致癌物质，保护细胞免受损伤。此外，槲皮素还具有抗炎、抗菌和抗病毒等功效，对于维护健康具有重要意义。洋葱也是硒的优质来源，硒对维持人体正常生理功能至关重要。

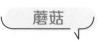

尽管在日常生活中，我们常将蘑菇视作蔬菜来料理，但从生物学的视角来看，蘑菇与动物界的联系更为

紧密，而非植物界。过去，蘑菇曾被认为营养价值不高，然而事实并非如此。它们富含蛋白质、维生素和矿物质。

蘑菇的种种益处一直是科学家研究的热点。某些蘑菇种类中的成分已被科学证实有免疫刺激作用，如多糖、膳食纤维和萜类化合物等。然而，常见的双孢蘑菇是个例外。这种蘑菇并不含有多糖，反而含有天然致癌物质。尽管目前这些天然致癌物质带来的具体风险尚不完全明确，但值得庆幸的是，在荷兰野生蘑菇种类或亚洲地区培育的蘑菇种类中，并未发现这些致癌物质。

在日常生活中，我更推荐大家食用舞茸、香菇、金针菇和牛肝菌等。这些蘑菇相较于双孢蘑菇更健康且营养丰富。舞茸和香菇在预防癌症、降血压和血糖，以及调节免疫系统方面都有一定作用。香菇因其降低胆固醇的功效而在亚洲备受青睐。此外，还有一些蘑菇如灵芝，其药用价值更为突出，更适合用于治疗而非日常烹饪。

需要强调的是，不论哪种蘑菇，绝对不能生吃，因为它们很有可能含有毒素。这些毒素在合理的烹饪过程中能被破坏，以确保我们安全地享用蘑菇的美味与营养。

从果园到餐桌，如何选择和享用最营养的水果

成熟水果易消化的特性在于其富含天然糖分，如葡萄糖和果糖，这些糖分已转化为身体可直接吸收的形式。相比之下，未成熟水果中的糖分难以被人体消化吸收。以香蕉为例，青香蕉富含淀粉，一旦成熟，这些淀粉便转化为易于消化的糖分，使口味变甜。

在挑选水果时，我们需细心观察，选择那些果实坚实、无碰撞损伤、颜色正常的水果。确保水果的成熟度也至关重要，因为成熟水果不仅口感更佳，其营养也更为丰富。例如，成熟的甜瓜和菠萝一般底部柔软，香气四

溢。而猕猴桃、桃子、李子和芒果等水果，则需在室温下静待其成熟至柔软，方可品尝到最佳风味。

为确保水果的易消化性和营养价值，我们应选择成熟、健康且无损的水果，并根据不同种类水果的特点来判断其成熟度。如此，我们便能尽情享受水果带来的美味与营养，为健康加分。

浆果

浆果，这一小巧而甜美的果实，尤其是蓝莓、黑莓和草莓，简直就是大自然赐予我们的营养宝库。每一颗浆果都蕴藏着丰富的天然植物化学物，为我们的身体带来益处。

蓝莓，被誉为"浆果之王"，其深蓝色的外衣下隐藏着一种名为花青素的强大抗氧化剂。这种独特的色素不仅赋予了蓝莓迷人的色彩，更为我们的健康保驾护航。花青素能有效清除体内的自由基，保护细胞免受损伤，从而延缓衰老、预防多种疾病。此外，蓝莓还含有丰富的果胶，这种物质有助于降低血胆固醇水平，维护心血管健康。

黑莓，同样是浆果家族中的佼佼者。它的营养价值与蓝莓不相上下，含有丰富的花青素和其他抗氧化物质。黑莓常被用于辅助治疗夜盲症等眼部疾病，这是因为花青素能促进眼部血液循环，保护视网膜免受损伤。

草莓，这颗小巧的红色果实也不容小觑。草莓不仅口感鲜美，其营养价值也相当可观。8颗中等大小的草莓所含的维生素C量就超过了1个中等大小的橙子，足见其营养之丰富。维生素C不仅能调节免疫力，还有助于皮肤保养，让我们的皮肤焕发光彩。

除了上述几种浆果外，还有许多其他种类的浆果同样具有丰富的营养。这些浆果不仅可以直接食用，还可以制作成各种美味的果酱、果汁和甜点，为我们的餐桌增添一抹亮色。

苹果

这种人们日常生活中的常见水果，早已因其对健康的益处而赢得了广泛的赞誉。那句流传甚广的俗语"一天一苹果，医生远离我"便是对其价值的生动诠释。

苹果之所以能够如此受人们青睐，其中一个重要原因是它富含类黄酮化合物。这类化合物不仅具有强大的抗氧化作用，能够中和体内的自由基，减少氧化应激反应，从而维护细胞的健康；它们还能与苹果中的膳食纤维协同作用，共同促进肠道健康，帮助身体更好地吸收营养，排出废物。而且类黄酮化合物能够抑制癌细胞的生长和扩散，同时增强免疫系统的功能，帮助身体抵御癌症的侵袭。

除此之外，苹果还对心脏健康有着积极的贡献。这是因为苹果富含可溶性膳食纤维——果胶。果胶能够与胆固醇结合，形成不易被人体吸收的物质，从而降低血胆固醇水平。高胆固醇水平是心血管疾病的一个重要风险因素，因此，适量食用苹果，对维护心脏健康具有一定意义。

柑橘类水果　　　柑橘类水果，如柚子、橙子、柠檬、酸橙等，都是维生素C的丰富来源，同时也富含多种植物化学物。这些水果的共同特点是含有抗氧化作用的类黄酮，这些物质能够与维生素C在抗氧化过程中协同作用，清除体内自由基，维护细胞健康。

在柑橘类水果中，**葡萄柚**尤其值得一提。葡萄柚不仅口感酸甜，而且富含β-胡萝卜素和番茄红素，其可以降低患一些癌症的概率，为身体筑起一道防线。不论葡萄柚的颜色如何，它们都含有丰富的维生素C，为身体提供充足营养。除了果肉外，柑橘类的果皮也是宝贵的营养库。橙子和柠檬的皮中富含D-柠檬烯，这是一种具有潜在健康益处的柑橘油。在动物实验中，D-柠檬烯显示出抑制乳腺癌细胞生长和降低胆固醇的能力。因此，在充分冲洗和刷洗后，我们可以尝试将果皮加入菜肴中，如制成水果沙拉或酸奶，以充分利用这些营养物质。

在西方，橙子是人们摄取维生素C的主要途径。其实，猕猴桃也是补充维生素C的好选择，其维生素C含量是橙子的2倍。

值得注意的是，橙子中的维生素C主要集中在皮下的白色层中，但这部分通常会被丢弃。因此，在食用橙子时，应尽量保留这部分，以获取更多的维生素C。

此外，橙子还是钾和胡萝卜素的良好来源。钾对于维持心脏功能和血压稳定至关重要，而胡萝卜素则有助于维护视力健康。因此，柑橘类水果不仅美味可口，更是营养丰富的健康食物。我们应该在日常饮食中多加摄入，为身体提供充足的营养和保护。

小贴士
柑橘类水果可能会影响药物代谢

柑橘类水果确实富含营养，具有多种健康益处。它们不仅含有丰富的维生素C，还含有多种抗氧化物质（如类黄酮），这些物质对于维护身体健康、预防疾病具有一定作用。然而，需要注意的是，柑橘类水果中的某些成分，如柚皮素，可能会与部分药物发生相互作用，影响药物的代谢和效果。具体来说，葡萄柚汁中的柚皮素等成分能够干扰药物在体内的代谢过程，这可能会导致药物在体内的浓度过高或过低，从而影响其疗效。例如，葡萄柚汁可能会增强硝苯地平和环孢霉素的药效，同时也可能减缓咖啡因、香豆素和雌激素等物质的降解。因此，对于正在服用这些药物的患者来说，饮用葡萄柚汁可能会增加不良反应的风险。

此外，柑橘类水果还可能与其他药物发生相互作用，具体的影响取决于药物的种类和个体差异。因此，在服用任何药物时，都应注意避免与柑橘类水果或含有柑橘类黄酮的制剂同时服用。如果不确定某种药物是否与柑橘类水果有相互作用，最好咨询医生或药剂师的建议。

其他水果 　　芒果、香蕉、木瓜和菠萝等热带水果，虽然在西方饮食文化中的普及历史相对较短，但它们以其卓越的营养价值迅速成为了人们餐桌上的重要角色。以**芒果**为例，这种鲜艳的水果含有丰富的β-胡萝卜素，其含量比香瓜高出20%，比杏更是超出50%。同时，芒果的维生素C含量也不容小觑。

香蕉，是一个便捷且营养全面的能量库。它富含B族维生素，尤其是维生素B_6，以及维生素C、钾、镁和叶酸等多种关键营养素。这些成分使香蕉在缓解肌肉抽筋、改善消化不良以及减轻慢性疲劳等症状方面具有出色的表现。

　　木瓜则以其独特的营养价值备受推崇。除了维生素C外，木瓜橙黄色的果肉中含有丰富的胡萝卜素。木瓜还是钾的良好来源，钾具有利尿的特性。值得一提的是，木瓜中含有的木瓜蛋白酶是一种消化酶。此外，木瓜的种子还具有清洁肠道的功效，并且含有少量的钙、铁、维生素B_1、维生素B_2和烟酸等营养成分。

　　菠萝，这一外表扎手的水果，其实内心蕴藏着丰富的营养宝藏。它含有大量的膳食纤维、锰和维生素C，更为独特的是，菠萝还含有一种名为菠萝蛋白酶的特殊成分。吃菠萝时舌头感到的刺痛感，很可能就是由菠萝蛋白酶引起的，其多集中于菠萝的心部。

　　菠萝蛋白酶是一种具有多种健康益处的神奇成分。它拥有出色的抗炎能力，能够帮助缓解瘀血和肿胀等问题。此外，菠萝蛋白酶还能够促进伤口的愈合，减轻疼痛感，包括术后出现的肿胀等症状。对于鼻窦炎患者来说，菠萝蛋白酶也能够带来一定程度的舒缓效果。研究还发现，菠萝蛋白酶能够改善抗生素阿莫西林的吸收情况，并与抗生素和胰蛋白酶等物质发生协同作用，有助于缓解尿路感染的症状。有一些研究表明，菠萝蛋白酶可能对于缓解类风湿性关节炎的症状和疼痛感也有帮助。

　　为了摄取菠萝蛋白酶这一宝贵成分，我们可以定期食用新鲜且完全成熟的菠萝。

　　菠萝在采摘后并不会继续成熟，而是会逐渐走向变质。因此，为了确保能够品尝到最美味的菠萝，我们应该在菠萝成熟时及时采摘并食用。

　　当然，如果你选择服用菠萝蛋白酶补充剂来满足需求，也是一种可行的方式。但需要注意的是，菠萝的每天摄入量应控制在200～350毫克，并且尽量避免在饭后立即服用以确保最佳效果。

无花果也是一种健康的选择。这种水果在生长过程中无须喷洒杀虫剂，通常在树梢上自然成熟，因此保留了大量的天然营养成分。无花果中的糖分以易消化的葡萄糖和果糖为主，这些糖分能够迅速为人体提供能量，满足日常活动的需求。同时，无花果的蛋白质含量也高于大多数水果，这也让无花果成为素食者和健身爱好者的理想选择。

除含有糖分和蛋白质外，无花果还含有多种对人体健康至关重要的矿物质和维生素。它是钾、钙、镁等矿物质的良好来源，这些矿物质对于维持心脏、骨骼和神经系统的正常功能至关重要。此外，无花果还富含维生素B_1、维生素B_2等B族维生素，这些维生素在促进新陈代谢和能量转化过程中发挥着重要作用。

果干

果干的甘甜口感让人们欲罢不能。然而，在果干的生产过程中，为了保持其柔软度和鲜艳的色泽，制造商往往会使用二氧化硫这一化学物质。二氧化硫在许多国家都被允许添加在食品中。

尽管二氧化硫在食品加工中具有一定的作用，但如果黑心制造商过量添加该食品添加剂，再加上长期过量摄入该物质就可能对人体健康造成潜在的威胁。微量的二氧化硫在进入人体后，会被氧化为亚硫酸盐、硫酸盐，并通过代谢随尿液排出体外，这一过程在一般情况下被认为是安全无害的。然而，当二氧化硫的摄入量超过一定限度时，就可能对人体健康造成危害。

二氧化硫是一种可能引起严重呼吸道反应的物质，对于某些敏感人群来说，其影响可能更为显著。此外，二氧化硫还会破坏B族维生素，降低食物的营养价值，并存在导致基因突变的风险。更为严重的是，长期摄入含有二氧化硫的食品还可能对肾脏造成损害。

为了确保公众的健康安全，国际上多个国家都对二氧化硫在食品中的使用做出了明确规定，中国对二氧化硫用作食品添加剂的规范尤为严格。这些规定通常包括允许使用的食品类别、最大使用量以及残留限量等。例如，国际食品法典委员会（CAC）、欧盟等国际组织以及美国、澳大利亚、新西兰、加拿大等国家都制定了相应的法规和标准，以规范二氧化硫在食品工业中的应用。

联合国粮农组织和世界卫生组织联合食品添加剂专家委员会（JECFA）对二氧化硫的安全性进行了评估，并给出了每人每日允许摄入量（ADI）的建议值。这一建议值是基于大量科学研究和临床试验得出的，旨在确保人们在日常饮食中摄入的二氧化硫量不会对健康造成危害。具体来说，JECFA建议二氧化硫的ADI为0.7毫克/千克（摄入量/千克体重）。

消费者在购买和食用含二氧化硫的食品时仍需保持警惕。建议消费者关注食品标签上的成分信息，了解所购食品中是否含有二氧化硫以及其具体含量；同时，合理搭配饮食，避免过量摄入含二氧化硫的食品，以保障自身健康。

蔬果的保存方式与烹饪技巧

蔬果的保存方式、加工方式、烹饪时间以及制备和食用之间的时间对其维生素的留存量有重要影响。煮会破坏更多的营养物质，因为它们会残留在水中。例如，煮熟的菠菜，剩余的维生素C量为原来的63%。如果煮的时候加更多水，维生素C的剩余量仅为36%。相比之下，蒸制是一种更好的保存营养物质的方法，因为它需要较短的烹饪时间和较少的水。总体而言，蒸制时蔬菜失去的矿物质量比煮熟时少50%。对于烘烤和烤制（烧烤）而言，温度越高或烹饪时间越长，失去的营养物质就越多。在高温下，传统烘烤会破坏所有热敏性的营养物质。相比之下，快炒能更快地完成烹饪过程，从而保留更多的营养物质。大多数油炸的蔬菜会失去25%～85%的叶酸，而炸薯条则失去了原有维生素C量的90%。因此，不要期望通过食用炸薯条或炸薯片来获得大量的维生素。

罐装的蔬果长时间曝露在超高温度下会导致营养损失。通常，冷冻蔬菜是预煮过的，在烹饪时再次加热会导致更多的营养损失。因此，生吃新鲜的蔬果是最佳选择。如果需要保存，最佳的方法是冷冻而不是罐装。

除了维生素外，食用新鲜蔬果的另一个重要原因是它们所含的叶绿素。叶绿素是植物中的绿色色素，负责进行光合作用。通过叶绿素，植物能够将光能转化为化学能，吸收二氧化碳并释放氧气，进而产生糖分。

叶绿素因其丰富的营养和功效作用而备受瞩目。叶绿素的化学结构与血液中的血红蛋白非常相似。唯一的区别在于，叶绿素的结构中含有镁元素，而血红蛋白则含有铁元素。这种相似性使叶绿素在营养和健康方面具有一定的优势。因此，为了确保摄入足够的叶绿素和其他营养物质，最好选择新鲜、未经加工的蔬果。这样的食用方式能够充分获得这些天然食材带来的健康益处。

早晨的第一杯果汁：柚子汁为何比橙汁更合适

许多人喜欢在早餐时喝一杯新鲜榨取的果汁，认为这样可以满足日常的维生素需求。然而，我并不建议空腹喝橙汁。因为橙汁中含有大量糖分，这些糖分在胃里会转化成酸性物质，可能会对胃肠道造成损伤。实际上，果汁可以被视为一种糖分的浓缩形式，尤其是橙汁，其糖分含量较高。过量饮用果汁不仅可能刺激胃肠道，还可能对尿路健康产生不良影响。如果你仍然想在早晨享用新鲜果汁的美味，我建议选择新鲜榨取的有机柚子汁，避免饮用预先榨取的果汁，因为它们容易在空气中氧化。

优化水果摄入：营养、时机与平衡

直接食用水果是获取其全面营养的最佳途径。虽然新鲜果汁能提供维生素和矿物质，但唯有完整水果才含有最多的膳食纤维。果皮是众多营养的汇聚地。然而，由于人们对农药、洗涤剂和防腐剂的顾虑，往往会选择削去果皮。为了避免摄入这些化学残留，推荐购买有机水果，并在食用前彻底清洗。

关于水果的摄入时机，餐后确实是一个适宜的时间段，但不建议在餐后立即食用水果。在营养学界内，关于水果的食用建议众说纷纭。在亚洲，有一种观点指出，过量食用水果可能会导致体质偏寒，进而可能增加抑郁等情绪问题的风险。

因此，食用水果应注意避免餐后立即食用，并且要注意适量摄入，以维持身体的平衡和健康。

我个人的建议是适量食用水果，同时注意各样水果进行搭配以保持均衡。若因个人喜好或健康原因无法食用水果，可以考虑服用维生素C制剂。在选择制剂时，我强烈推荐你选择那些以水果为原料的产品，而不是选择人工合成的制剂。同时，建议选择那些含有至少20%混合类黄酮的碳酸镁配方。维生素C制剂尽量与水果一起摄入，并且避免在餐后立即服用，这样做可以更好地促进营养的吸收与利用。

5 关于牛奶与鸡蛋，你需要知道的一切

关于牛奶，有些真相可能会让你大吃一惊。人类已有上千年的饮奶历史，牛是我们获取牛奶的主要来源。在商店里购买的牛奶，除非特别标明是未经过巴氏杀菌、高温杀菌、均质化处理的，否则大概率都是经过一定程度加工的。

巴氏杀菌是处理牛奶的常用方法，具体过程包括将牛奶加热到72℃持续60秒，或在63℃下加热持续15秒，这取决于制造商的具体工艺。

直接饮用未经处理的生牛奶是有风险的，因为它可能携带大肠杆菌和李斯特菌等有害细菌。如果处理过的牛奶发生变质，会呈现出苦味，这是牛奶中残余的细菌活动所导致的。

19世纪时，人们引入巴氏杀菌技术主要是为了防止牛奶变酸。尽管牛奶的自然酸化过程是一种防腐机制，但从口感和食品品质的角度来看，人们并不喜欢这种酸味。通过加热处理，奶农们可以省去复杂且昂贵的灭菌过程，同时让牛奶看起来更加新鲜。然而，这种经过处理的牛奶并非真正的新鲜，它可能已经失去了原有的活性，甚至开始变质。

关于牛奶的争议由来已久。许多欧洲的奶制品专家建议避免饮用生牛奶，而美国的知名营养学家莎莉·法伦（Sally Fallon）博士则大力推崇饮用全脂生牛奶，她认为自然酸化过程中产生的乳酸是抵抗有害细菌的重要物质。另一位美国生物化学家柯林·坎贝尔（Colin Campbell）教授则对牛奶的安全性提出了质疑，他指出牛奶中含有大量的雌激素，过量饮用可能会增加女性患乳腺癌的风险，并可能导致经期延长。

值得注意的是，那些对巴氏杀菌牛奶过敏的人通常能够耐受新鲜的生牛奶。根据统计数据，新鲜生牛奶含有更丰富的水溶性维生素，如B族维生素和维生素C，而巴氏杀菌过程则可能会破坏部分脂溶性维生素，如维生

素A。因此，在选择牛奶时，了解其处理方式和营养成分的差异对于某些人来说可能比较重要。

减小牛奶中的脂肪球大小的机械过程被称为均质化。这个过程是通过高压条件下将脂肪通过微小的孔隙进行筛选来实现的。经过这样的处理，脂肪球变得只有1微米的大小，因此它们不再浮在牛奶表面，而是均匀分布在牛奶中，从而形成了细腻的奶油质地。但均质化也带来了一些负面影响。由于脂肪球变得很小，它们的表面积相对增大，这导致更多的脂肪曝露在空气中而被氧化。

因此，尽管均质化可以让牛奶看起来更加诱人，但它并没有从根本上解决牛奶存在的潜在问题。在选择牛奶时，我们不仅需要关注其外观是否诱人，更需要深入了解其加工方式和营养成分，这样才能做出更加明智的选择。

牛奶的营养价值与消费误区

目前市场上，许多牛奶都经过了"优化"处理，即添加了人工合成的维生素和抗氧化剂，旨在延长牛奶在超市货架上的保质期。全脂牛奶含有至少3%的脂肪，且主要是饱和脂肪酸。而新鲜生牛奶中的天然脂肪是健康的，并不会导致血胆固醇升高，因为它能够被人体很好地消化、分解、吸收并利用。

尽管如此，许多营养学家对牛奶持保留意见。第一个问题是，他们认为牛奶可能引发各种过敏反应，并与心脏病和癌症存在关联。此外，由于空气污染和奶牛摄入受污染的食物，牛奶中可能含有毒素。同时，奶牛吃的药物、激素和抗生素等也可能残留在牛奶中。虽然奶制品行业一直强调牛奶是近乎完美的食物，对人类至关重要，但事实上，牛奶可能只是针对新生犊牛的完美食物。对许多人而言，牛奶中的某些营养成分可能引发问题。例如，许多人无法完全消化牛奶中的天然糖（乳糖），这可能导致乳糖不耐症。这类人群缺乏分解乳糖所需的乳糖酶，饮用牛奶后可能会出现胀气、胃痛等症状。为了避免这些问题，他们可以选择食用酸奶、奶酪等，因为其中的乳糖已经被分解。另一个解决办法是购买乳糖酶，并在饮用牛奶前加入。

牛奶的第二个主要问题在于蛋白质，尤其是酪蛋白。这种蛋白质可能会导致哮喘、支气管炎和鼻窦炎等症。此外，酪蛋白还可能激发免疫系统反应，特别是对于免疫系统过度活跃的人群，如牛奶可能诱发慢性过敏、红斑狼疮和风湿性关节炎等症。许多过敏患者从饮食中剔除牛奶后，症状得到了缓解。需要注意的是，所有奶制品，无论是否经过处理，无论是脱脂、半脂还是全脂，都含有酪蛋白。

牛奶的第三个问题在于其脂肪含量。牛奶中的饱和脂肪酸对心血管有害，可能刺激胆固醇产生并在血管中沉积。因此，建议选择半脱脂或脱脂牛奶。

关于饮用牛奶的建议

建议适量饮用牛奶，因为牛奶并不应作为摄取蛋白质和钙的主要来源。而且牛奶中的脂肪含有大量的饱和脂肪酸，这也是需要控制牛奶摄入量的一个重要因素。

如果仍然选择饮用牛奶，那么有机牛奶或奶酪会是更为健康的选择。虽然山羊奶可以作为对牛奶过敏或无法耐受酪蛋白的儿童和成人的替代乳品，但对于大多数对牛奶过敏的人来说，它可能并不适用。

孕妇尤其需要避免过量饮用牛奶，特别是对各种过敏原敏感的人。过量摄入牛奶可能会增加新生儿对牛奶过敏的风险。对于那些经常出现鼻塞、中耳炎、支气管炎、湿疹、长期腹泻、腹痛、结肠炎、恶心、呕吐以及过敏症状的儿童，建议他们避免饮用牛奶。对于这些孩子来说，杏仁奶或谷物奶可能是比山羊奶或绵羊奶更合适的选择。

酸奶是如何制成的

酸奶是经过特定发酵过程而制成的奶制品。在这个过程中，会加入保加利亚乳杆菌、嗜热链球菌，有时还会加入嗜酸乳杆菌等活性培养物。这些活性菌有着独特的作用，它们可以将牛奶中的乳糖转化成乳酸，正是这种转化赋予了酸奶特有的酸味。与全脂且经过巴氏杀菌的牛奶相比，酸奶不仅更容易被消化，还对维护肠道健康有益，甚至有助于调节免疫系统。但一些厂商为了延长酸奶的保质期，会在发酵后进行加热处理，这样的处理会破坏酸奶中的活性菌。因此，我们在购买酸奶时，应该更倾向于选择那些标有"活性酸奶"的产品，以确保我们能够获取活性菌带来的益处。

然而，市场上活性酸奶的选择相对较少，并且由于这些活性菌在24小时内就会失去活性，消费者需要在较短的时间内食用。如果我们希望获得新鲜、活性菌含量高的酸奶，那么可以选择在家中自己制作。通过使用活性益生菌，如嗜酸乳杆菌、双歧杆菌和植物乳杆菌，我们可以在家中轻松制作出酸奶。需要特别提醒的是，这些益生菌在24小时内就会开始迅速分解，所以当我们购买市售的冻干嗜酸乳杆菌胶囊时，很有可能其中的活性菌在到达我们手中之前就已经失活了。

酸奶中的"生命之菌"，护卫你的健康防线

相较于营养补充剂，我更推崇将酸奶作为优质的益生元来源。这种经过发酵的奶制品因含有多种有益菌，因此有助于恢复肠道内部的生态平衡。这些微生物通过共生作用，在肠道内发挥着天然抗生素的效应，并充当着益生元的角色。

我强烈推荐将酸奶加入日常饮食，因为它能够为肠道创造一个健康的环境，促进有益菌群的生长，并为其提供理想的栖息地。此外，酸奶还能降低肠道pH值，有助于抑制寄生虫等有害生物。

近年来的研究还表明，定期食用酸奶可以有效预防胃溃疡的发生。不仅如此，酸奶还是必需氨基酸和B族维生素的宝贵来源。例如，酸奶中含有的生物素、维生素B_1和维生素B_{12}等营养成分对我们的健康至关重要。生物素的缺乏可能会导致肌肉疼痛、皮肤干燥和抑郁等症状；维生素B_{12}水平则可能受避孕药、抗生素和压力等因素的影响；维生素B_1不仅对神经系统有益，还在稳定食欲以及促进淀粉、酒精的消化过程中发挥着不可或缺的作用。因此，选择酸奶作为益生元的来源，实在是明智之举。

天然奶酪，健康与美味的完美结合

从营养和健康的角度来看，天然奶酪无疑是更为理想的选择。加工奶酪往往添加了乳化剂、盐（用来强化其口感）、防腐剂、色素和糖等。这些添加剂不仅可能影响奶酪原有的营养价值，还可能对人体健康造成潜在影响。

为了保持健康的饮食习惯，并充分享受奶酪带来的美味，建议优先选择硬质天然奶酪或质地柔软的有机奶酪。这些奶酪品种通常原料更"干净"，不含其他更多的添加剂，且保留了奶酪的天然风味和营养价值。无论是作为餐桌上的佐餐佳品，还是作为零食，它们都是更健康的选择。

一颗鸡蛋，全面营养

鸡蛋是一种营养极为丰富的食物，富含蛋白质等必需营养素。蛋黄是蛋白质和天然脂肪的宝库，富含卵磷脂，有助于维持胆固醇的平衡。此外，蛋黄富含钙、磷和铁等矿物质，还含有维生素B$_1$、烟酸以及维生素D等多种维生素，堪称营养全面的代表。蛋黄中的叶黄素、胡萝卜素和维生素B$_2$（核黄色）等则为其赋予了鲜艳的黄色。

鸡蛋的蛋白质生物学价值极高，属于完全蛋白质，其消化率高达99%，是营养最为全面的食物之一。这意味着，鸡蛋中的蛋白质容易被人体吸收利用。多项研究已经证实，适量食用鸡蛋并不会导致胆固醇水平上升，反而有助于我们获得全面的营养。

建议选择有机的散养鸡蛋。在食用时，为了避免沙门氏菌的感染和确保生物素的正常吸收，建议采用水煮的方式，避免生吃。

总的来说，鸡蛋凭借其丰富的营养和易于吸收的特性，成为了我们健康饮食中的重要组成部分。

6 肉食传统与现代健康的博弈

肉类在全球不同地域和文化的均衡饮食中占有举足轻重的地位。然而，现在有越来越多的营养专家开始倡导一种新的饮食观念，即健康饮食应以蔬果、谷物、豆类、坚果和种子为主，适当限制肉类的摄入。

支持这一观点的理由有多个方面。首先，从历史的角度来看，人类作为杂食动物和狩猎者，其消化系统已经发展出既能消化动物性食物也能消化植物性食物的能力。尽管如此，人类的牙齿结构和下腭运动方式却显示出我们更适合吃植物性食物。例如，我们的牙齿中有8颗门齿非常适合咬切蔬果，而仅有犬齿用于撕裂肉类。此外，与食肉动物相比，人类的消化道相对较长，这更符合消化植物性食物的生理需求。

其次，从营养学的角度来看，虽然肉类是B族维生素、铁、锌等营养物质的良好来源，但这些营养物质同样可以从素食来源中获取。而且，在烹饪过程中，肉类中的部分氨基酸可能会丢失。素食者通常摄入更多的复合碳水化合物，以及更少的饱和脂肪酸，这使得他们患心脏病等慢性疾病的风险较低。

然而，现代养殖业的问题也使得人们对肉类的选择变得更加谨慎。为了加速生长和降低饲料成本，许多养殖动物被注射了激素和抗生素。这些做法不仅可能对动物的健康产生负面影响，还可能通过食物链影响人类的健康。此外，养殖肉的脂肪含量和脂肪类型也与野生动物的肉有所不同，主要含有不健康的饱和脂肪酸。

因此，越来越多的人开始选择素食或减少肉类的摄入。素食者患早期癌症的风险比食肉者低约40%，而且他们通常更苗条、胆固醇水平更低。当然，素食者也需要注意保持饮食的平衡和多样性，以确保摄入足够的营养物质。

最后，基于中国哲学的宏观生态饮食，追求食物的阴阳平衡和身心的健康。这种饮食方式强调食物的和谐与平衡，旨在维护人类的健康和生态环境的可持续性。在这个理念下，肉类的摄入被视为需要谨慎对待和适当限制的部分。

肉类的优点和缺点

优点　肉类富含维生素B$_{12}$、牛磺酸、肉碱以及血红素铁等营养成分，鱼类、鸡蛋以及牛奶当中也存在这些营养成分。在某些情况下，这些成分会被添加到谷物和人造黄油里以增强营养价值。这些关键营养物质对于红细胞和神经组织的生成具有不可或缺的作用，红细胞缺乏可能会导致贫血症状。

多数人会通过摄取肉类、鱼类、鸡蛋和奶制品来满足大约2/3的蛋白质需求。值得注意的是，谷物、坚果以及豆类同样提供了丰富的蛋白质来源。有研究指出，人们通常摄入的蛋白质总量远远超出了实际的身体需要。针对成年人而言，每日蛋白质建议摄入量为0.83克/千克体重。

相较于植物来源的铁质，动物性食品中的铁更易于被人体吸收利用。此外，摄入富含维生素C的蔬果可以有效促进铁的吸收。因此，素食者在进食谷物时，若能同时饮用新榨果汁，有助于提升铁的吸收率。

缺点　肉类富含饱和脂肪酸，摄入过多的饱和脂肪酸可能会提升胆固醇水平，进而增加患心脏病的风险，还可能影响必需脂肪酸的吸收。为了让肉类呈现诱人的粉红色并延长保质期，厂家常常会添加亚硝酸盐。亚硝酸盐本身并不具有致癌性，但在消化过程中，它们易与其他物质结合，生成强致癌物——亚硝胺。除此之外，亚硝酸盐还可能诱发偏头痛，不过大量摄入维生素C可以缓解这一症状。另一种添加剂——硝酸盐，在体内会转化成亚硝酸盐。在比利时的有机肉类中，硝酸盐是被严格禁止使用的，但在许多其他欧盟国家是合法的。因此，尽管在比利时市场上购买的肉类贴有有机标签，但如果是从其他国家进口的，其中仍可能含有硝酸盐。

素食的优点和缺点

优点 通常情况下，与非素食饮食相比，素食饮食中的蛋白质含量较低。但很多肉类替代品，如豆类，也富含蛋白质，但吸收利用率较低，需搭配全谷物或坚果才能补充完整的必需氨基酸。然而，我们也需留意，摄入高蛋白质可能与骨质疏松和肾脏问题存在一定的关联。

素食饮食往往富含抗氧化剂和膳食纤维，如维生素C、维生素E以及β-胡萝卜素。有研究显示，大量摄取蔬果的人群罹患癌症的风险大约是摄入较少植物性食物人群的一半。此外，素食者倾向于摄入更少的饱和脂肪酸，而摄入更多的不饱和脂肪酸。

还有一点值得关注，那就是素食者通常会选择更多种类的食物，这或许是因为他们的饮食选择更为广泛。这种饮食习惯意味着素食者能够更全面地摄取各种营养素，从而有助于其维持健康的饮食习惯。

缺点 纯素主义者，也就是那些既不吃奶制品也不吃鸡蛋的素食者，必须格外留意自己的维生素B_{12}摄入量。为了满足身体对维生素B_{12}的需求，建议选择服用维生素B_{12}补充剂或者在日常饮食中加入富含维生素B_{12}的食品，比如某些谷物和果汁。对于那些既不吃动物产品又避免使用碘盐的人来说，保证碘的摄入量也十分重要。这类人群可以通过食用海藻等富含碘的食物来达到碘的推荐摄入量。此外，对于不吃肉的人来说，如何在饮食中获取足够的ω-3脂肪酸是一个关键问题。推荐通过食用新鲜的亚麻籽油、奇亚籽油、紫苏籽油，或者选择海藻类食物（如藻类油）来确保ω-3脂肪酸的充分摄入。这些建议有助于纯素主义者和其他素食者维持营养均衡且健康的饮食习惯。

健康吃肉，从源头做起

选择是否吃肉，是每个人的决定。当肉类源于自然饲养且经过"安乐死"处理的动物，并且摄入量适中时，它可以成为我们均衡全面饮食中的有益部分。建议选择那些未经加工的肉类，因为它们不含防腐剂、人造色素、调味剂或其他人工添加剂。如果肉类的标签上注明了"有机保证"，那就意味着这些肉来自那些没有接受过抗生素、生长激素或其他药物治疗的动物，同时也确保了其中不含有任何添加剂或有毒物质。

为了健康考虑，推荐大家只食用有机认证的肉类，并且要限制红肉的摄入量。此外，尽量选择瘦肉部分，并去除其中的肥肉。最后一点，应该尽量避免食用那些加工过的肉制品，如腌制肉、培根和各种香肠等。这些食品中通常都含有各种添加剂，过量和长期摄入添加剂可能会对健康产生不良影响。例如，长期摄入亚硝酸钠，可能会增加患癌的风险。火腿和香肠等食品中为了增强口感而添加的精制糖也不利于健康。

⟨7⟩ 水产品：健康餐桌的必备佳肴

无论是海鱼、淡水鱼、贝类还是其他水产品，鱼类都是极佳的优质蛋白质来源。这是因为它们含有充足数量的必需氨基酸。不仅如此，水产品还是少数天然含有B族维生素（尤其是烟酸）和维生素D的食物之一。同时，它们也富含维生素A、铁、锌、镁等。相较于畜禽肉类，鱼类的饱和脂肪和结缔组织含量较低，因此更易被人体消化。

水污染与鱼类质量：如何做出明智的选择

从众多样本的观察结果来看，欧洲许多水产店和超市出售的鱼类质量堪忧，且常常携带污染物。这主要归咎于它们源自受污染的水域且处理不当。事实上，众多海洋区域特别是靠近海岸线的地方，以及湖泊和河流，都遭受了工业废物、污水、重金属（如汞和铅）以及其他有害化学物质的污染。

当前，市面上有相当一部分的食用鱼是养殖的，而非捕捞自开放水域，这在一定程度上确实降低了污染风险。然而，对于养殖鱼类，我们仍需保持警惕。鱼类养殖已经发展成为一个规模庞大的产业，尤其是三文鱼、鳟鱼和鲟鱼等。这些鱼在过度拥挤的养殖环境中生长，从而增加了患病概率。因此，养殖者普遍使用抗生素来应对这一问题。总的来说，除非养殖鱼类的饲料是经过精心挑选和全面配比的，否则它们的营养价值通常不如野生鱼类。特别是养殖的三文鱼，它们往往含有较少的ω-3脂肪酸，并且体内常残留合成添加剂，如色素等。鉴于三文鱼养殖产业的庞大规模和数量至上的现状，我们应优先考虑选择有机养殖的三文鱼；若不可得，野生三文鱼或许是更佳的选择。从营养价值的角度来看，野生三文鱼通常要优于养殖三文鱼。

如何避免鱼类中毒

通常，海鱼的体形越大，食用动物性食物越多，且在近海水域活动越频繁，其肉质受毒素污染的风险就越高，如旗鱼、金枪鱼。相反，那些以植物性海洋生物为食且远离海岸的小鱼，如鲱鱼和沙丁鱼，则更为安全。

鱼类来自的海洋区域越靠近北方，其携带毒素的可能性就越大。我个人更倾向于选择来自太平洋、澳大利亚与新西兰周边的印度洋，以及智利等地的小鱼，因为这些地区的水质在全球范围内均属上乘，清洁度极高。

对于淡水鱼而言，由于污染风险相对更高，我建议尽量避免食用野生淡水鱼，除非你能确保其源自未受污染的水域。相比之下，选择养殖的淡水鱼可能更为安全可靠。虽然养殖鱼的营养价值相较于野生鱼较低，但考虑到安全性和可获得性等因素，养殖鱼仍不失为一个更合理的选择。

ω-3脂肪酸：从餐桌到生活的全方位变革

鱼类不仅是ω-3脂肪酸的优质来源，而且属于少数天然含有这种脂肪酸的食物。但需要指出的是，我们日常食用的很多鱼类，如鲽鱼和比目鱼，其实并不富含脂肪，因此它们的ω-3脂肪酸含量也相对较低。尽管如此，这些瘦肉型鱼类仍然具有很高的营养价值。

根据流行病学的研究，与不食用鱼类的人群相比，经常食用鱼类的人群健康状况更好，寿命也更长。这其中一个原因可能是，经常食用鱼类的人往往会减少肉类的摄入，从而降低了饱和脂肪酸的摄入量。另一个可能的原因是，鱼类中含有某些对身体健康有益的营养成分。

在过去的欧洲，鱼类曾被视为"穷人的食物"。然而，随着人们的口味和饮食文化的变化，以及过度捕捞和资源减少等问题的出现，新鲜鱼类的价格已经上涨到让许多人难以承受的程度。而这一切正是在人们普遍认识到鱼类对健康有益时发生的。

为了摄取ω-3脂肪酸，许多人倾向于选择鱼油胶囊，而非直接食用新鲜鱼类。鱼油胶囊经过了提取过程，这个过程不仅有助于减少鱼油的特殊气味，还能有效去除可能存在的毒素，从而确保其安全性和纯度。然而，抽样检测结果显示，部分鱼油产品中仍然含有一定量的毒素。

尽管存在上述问题，鱼油依然是ω-3脂肪酸的推荐来源，特别是当鱼油与植物性ω-3脂肪酸（即ALA，α-亚麻酸）结合使用时，其效果更为突出。但需要指出的是，植物性ω-3脂肪酸转化为EPA（二十碳五烯酸）和DHA（二十二碳六烯酸）的效率较低，这两种脂肪酸对于维护人体健康具有至关重要的作用。

在购买鱼油胶囊时，消费者应保持警惕，避免被华丽的标签所误导。最为关键的是，要确保所选购的鱼油胶囊中EPA与DHA的含量与价格之间保持合理的比例。这样才能真正实现物有所值，确保自己的健康投资得到应有的回报。

美味背后的警示：如何避免鱼制品中的潜在风险

在欧洲，市场上的深加工鱼制品中可能包含许多精制成分和化学添加剂。以鱼柳为例，其常常添加了氢化油、人工合成防腐剂，还有经过精制的面包屑等。因此，购买这类产品前，仔细阅读产品标签是至关重要的。

另外，需要关注的是，鱼类可能携带寄生虫，如蠕虫。尽管这些寄生虫不一定对人体有害，但它们的存在确实令人感到不适。

为了确保我们食用的鱼类是安全的，应对其进行充分的烹饪处理，使内部温度达到118℃，或者进行冷冻处理，即在约-30℃的温度下冷冻24小时，从而有效地杀死寄生虫。

在日本，生鱼的消费相当普遍，捕捞上来的鱼会立即被冷冻至-30℃甚至-40℃，只有在送达餐馆或消费者手中之前才会进行解冻。如果你在其他国家想要享用生鱼，那么请务必确保其品质上乘，并询问是否已进行过冷冻处理。通常情况下，新鲜鱼类在冷冻后解冻时，其外观会变得较为灰暗，失去原有的光泽。食用生鱼可能面临重金属中毒的风险。为了降低这一风险，日本人通常会搭配抗氧化的食物来中和这些有害物质，如芥末、香菜叶（与荨麻叶相似）或辣根等。这样的饮食习惯值得借鉴和学习。

贝类：美食背后"鲜"为人知的秘密

我们通常会将贝类视为一个整体类别，但实际上，贝类包含两种截然不同的动物群体：甲壳类和软体类。常见的甲壳类动物有螃蟹、小龙虾以及龙虾，其富含优质蛋白质，但脂肪含量相对较低，同时含有胆固醇。然而，与鱼类相似，我们在食用甲壳类时也需要格外小心。由于它们生活在多样化的环境中，并且经常以腐肉为食，有可能摄取环境中的毒素。一般而言，人工养殖的甲壳类动物在更清洁的水环境中成长，因此被视为更健康、更有价值的蛋白质来源。

另一方面，**当谈到软体类动物如牡蛎、贻贝、扇贝或文蛤等时，我强烈建议不要生吃。**因为这些软体动物可能携带病毒或细菌，生食可能会引发肝炎，甚至霍乱等严重的病毒或细菌感染。对于免疫力较低的人群来说，这些感染可能带来致命的后果。此外，生吃软体类动物也存在食物中毒风险。因此，在享受这些美味之前，确保它们经过充分烹饪是至关重要的。

探索藻类世界：从紫菜到裙带菜的美味与健康

藻类植物，尽管在欧洲尚未被广泛认知和接受，但在亚洲国家作为日常食物已经有数千年的历史了。藻类时常被人们赞誉为美容食品，这主要归功于它们所具有的抗衰老功效。藻类是碘的丰富来源，其对甲状腺具有调节作用。甲状腺功能减退可能引发消化不良等问题，所以摄入该类食物显得尤为重要。藻类还富含钾、硒、锌等以维持人体功能正常运作。此外，藻类还被发现具有降低紧张感、对抗压力以及帮助身体储存能量的作用。

藻类易于保存，可以保存多年之久。为了确保藻类的品质，建议将其存放在阴凉的地方。尽管藻类生长在咸水环境中，但它们本身的味道并不咸。这与海鱼有些相似，它们虽然生活在海水中，但吸收的盐分相对较少。

TIPS

美味又健康的"海蔬菜"

用**紫菜**制成的海苔是一种极为便捷的零食，可直接从包装中取出食用。早在20世纪初，紫菜因其特有的咸香风味，曾在餐馆和酒馆中广受欢迎，作为开胃菜供食客品尝。此外，紫菜还是铁的丰富来源，对维护身体健康也大有益处。在日本的餐馆里，海苔的用途十分广泛，既可以用来包寿司，也可以为汤品、谷物菜肴和沙拉增添一份特别的海洋风味。

羊栖菜，是亚洲料理中常见的食用海藻。它的味道微咸，略带有鱼香。在食用前，建议仔细冲洗，相较于其他藻类，它需要浸泡的时间更长。

海带，是亚洲国家烹饪中的常见食材。为了让海带中的矿物质充分释放出来，最好将其浸泡在水中一整夜，这样可以制作出营养丰富的高汤。另外，海带还可以在低温下烘干，变为酥脆的特色零食。

裙带菜，在亚洲料理中非常受欢迎。裙带菜能为汤品和沙拉带来一抹清新的绿色，同时也增添了美味。

8 解读身体的水分密码：健康与生存的关键

　　我们的身体有超过2/3的部分由水构成，这凸显了水对维持生命的重要性。若身体缺乏必要的水分，各项生理功能都将受到严重影响，甚至在几天之内就可能导致生命危险。为了保持健康，一个人每天应摄入大约3升的水：其中2/3建议以饮用的方式直接摄入，而剩余的1/3则可从蔬果、奶制品、谷物、肉类和鱼类等食物中获取。此外，身体在代谢过程中，如燃烧葡萄糖时，也会产生一部分的水。

　　个体需要的饮水量受多种因素的影响，包括气候环境和日常活动量。在正常情况下，身体通过呼吸、排汗、消化以及排泄等生理过程会损失约1.5升的液体。然而，当我们进行剧烈运动、从事重体力劳动或处于高温环境时，身体会大量排汗，这加速了水分的流失。在寒冷天气或发热期间，由于身体可能需要更多的水分来调节体温或对抗疾病，脱水的速度可能比预期更快。因此，我们必须时刻关注身体的水分需求，并适时补充水分，以确保身体的水平衡和健康。

　　为确保身体健康，建议每天至少饮用8杯[①]纯净水。请注意，为限制咖啡因摄入，每天咖啡的饮用量应控制在1～2杯。当然，若能保证充足的蔬果摄入，也能从中获取相当的水分。务必牢记，适量的水分摄入对维护身体健康至关重要。

[①] 1杯指约240毫升。——编者注

健康饮水，从源头做起：如何确保水质安全

我们的身体对水分的需求量是巨大的，然而，并非所有类型的液体都适合作为日常饮用水。许多人习惯于大量饮用咖啡或可乐，有些人则认为用果汁替代碳酸饮料是更为健康的选择。然而事实上，最有益于身体健康的饮品是矿泉水。因此，**在补充水分时，我们应当优先选择矿泉水。**

水不仅是人类生存的基石，对地球而言也意义非凡。然而，当前地球上的清洁水源正面临严峻挑战，其数量不断减少，且多数水源已遭受不同程度的污染。这些污染主要源自工业、农业以及大城市里的洗衣店、垃圾填埋场等排放的化学物质，还有地下燃油储罐的渗漏。这些污染源已导致水道和地下水被严重污染，其中常检测出农药、苯、汽油以及三卤甲烷等化学污染物。化学污染导致的酸雨会从经合成肥料处理的土壤中滤出铝，这些铝会进入地下水和水道。

面对这一现状，尽管自来水公司和政府声称他们的水是"可饮用"且"健康"的，但实际上，直接饮用自来水的人寥寥无几。自来水的质量因地区而异，且可能会时常波动。因此，为确保安全，建议不要直接饮用自来水，也不要用其进行食物制备或冲泡咖啡和茶。我个人选择安装反渗透过滤器来净化自来水，以确保水质的安全可靠。

水可以通过以下多种方式进行过滤。

活性炭吸附过滤系统 活性炭吸附过滤系统确实具备一定的净化功能，能有效去除水中的部分氯、鱼腥味和霉味等。但它并不能彻底清除所有的化学物质，如氟化物、杀虫剂和重金属等。因此，在使用此类过滤系统时，我们应认识到其净化能力的局限性。同时，为确保过滤效果，必须定期更换过滤器。若未及时更换，活性炭的吸附能力将逐渐减弱，导致水中的污染物无法被有效清除，从而可能对人体健康构成潜在威胁。

此外，市场上还有纳米银碳过滤器，但其并非理想选择。因为它们在使用过程中可能会向水中释放银离子，影响水质安全。在选择和使用

过滤系统时，我们应全面考虑其净化效果、更换周期以及对水质的潜在影响。

蒸馏法　　　蒸馏法是一种常见的水处理方法。它通过蒸发和冷凝的过程去除水中的矿物质、杂质。需注意的是，部分污染物的沸点低于水，如三卤甲烷，因此蒸馏过程中可能无法完全去除这些物质。尽管如此，蒸馏法在去除大部分有害物质方面表现优异，经过蒸馏法处理的水相较于自来水更为安全。

反渗透技术　　　反渗透技术通过半透膜去除水中的杂质和污染物。由于处理过程中水未加热，大部分矿物质会与毒素一同被去除，从而得到纯净的饮用水。所需的矿物质则可通过食物摄取。

离子交换水软化器　　　离子交换水软化器通过向水中添加盐来软化水质。然而，摄入过量的盐可能对健康不利，因此不建议将软化后的水作为饮用水。这种水更适合用于洗涤和沐浴等用途。

矿泉水是地下自然流动的水源，经过自然净化和过滤，富含矿物质，所以矿泉水是获取矿物质的良好途径。而自来水则可能含有地下渗漏的化学物质，因此不建议直接饮用。

优质的饮用水应该是经过净化的，例如通过反渗透过滤器处理的水，且绝对不能含有重金属。此外，优质的饮用水还应注重其pH值。

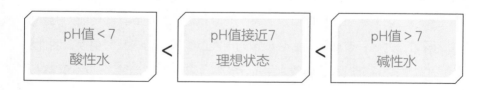

人体自身具有维持pH值平衡的能力。通常，我们的血液和大多数体液的pH值都维持在7左右，即接近中性，这对维持生命活动至关重要。除非患

有严重的呼吸或肾脏疾病，否则无论摄入何种食物或饮料，体内的pH值都
会保持平衡。

> **身体严重缺水的表现**
>
> ☑ 尿液颜色深　　　　　　☑ 头痛
>
> ☑ 皮肤苍白干燥　　　　　☑ 注意力不集中
>
> ☑ 恶心　　　　　　　　　☑ 疲劳
>
> ☑ 头晕　　　　　　　　　☑ 方向感差

长时间不摄入足量的水很可能会导致肾结石。因此，保持充足的水分摄
入至关重要。

绿茶：健康的饮品

近年来，绿茶在西方备受瞩目，其被视为对抗衰老、慢性胃炎、胃癌等
多种疾病的神奇饮品。然而，在东方，特别是在中国和日本，人们早已将绿
茶作为一种有益健康的饮品。绿茶最初是由中国人作为药物使用的，之后逐
渐演变成了一种备受人们喜爱的日常饮品，后由在中国留学的佛教僧人介绍
给了日本的贵族和传统武士。经过几个世纪的传承，饮用绿茶也成为了日本
文化中不可或缺的一部分。

尽管西方对绿茶的认识相对较晚，但如今它已经在全球范围内广受欢
迎。不论是作为药物还是饮品，绿茶的益处都得到了广泛认可。绿茶之所以
被认为比红茶更健康，是因为其制作工艺有所不同。虽然绿茶和红茶都是由
同一种茶树的叶子制成的，但二者的制作方式不同，绿茶是通过蒸煮新鲜采
摘的茶叶制成的，而红茶则需要经过发酵过程。

茶多酚是一种具有强大抗氧化和抗癌特性的化合物，在绿茶中扮演着重
要角色。由于绿茶的制作过程相对简单，因此能够保留茶叶中的茶多酚，从

而在健康方面更具优势。相比之下，红茶中的茶多酚含量较低。多项研究结果显示，绿茶中的茶多酚，尤其是表没食子儿茶素没食子酸酯（EGCG），在抗癌方面表现出了显著效果，甚至超过了某些维生素。此外，绿茶还有助于降低胆固醇水平、改善胆固醇分布、维持血糖平稳、降低血压以及刺激免疫系统等，为人体带来了多种健康益处。

在众多的绿茶品种中，煎茶和抹茶备受推崇。**抹茶**在日本的茶道仪式中扮演着特殊的角色，其地位与波尔多红酒在西方人心中的地位相当。抹茶的制作工艺独特，由最优质的煎茶叶经过蒸煮、晾干后研磨成粉末状。在茶道仪式中，人们使用竹勺取适量的抹茶粉，加水后再用茶筅在瓷碗中搅拌，最终制成一种美味且营养丰富的饮品。

煎茶则是日本另一种极为受欢迎的绿茶品种。人们通常会在悠闲的午后时光品味煎茶，搭配一些甜点来享受其独特口感。

此外，在日本还有其他几种知名的绿茶品种如玄米茶、番茶和火药茶等。玄米茶是一种融合了绿茶与烤米粒的茶饮，其因独特风味而广受喜爱，还有助于消化，常作为早晨的饮品；番茶以其相对较大的叶片和淡雅的味道成为了日常饮用的理想选择；而火药茶则以其独特的形状和风味吸引着茶客们的目光。

手工制的日本绿茶与工业化生产的袋装绿茶在品质和治疗效果上存在显著差异。作为绿茶的爱好者和鉴赏家，我更倾向于亲自从日本带回有机绿茶。在这些地方茶叶仍然采用传统的人工采摘和加工，从而保留了茶叶的原始品质和营养价值。尽管在日本有机煎茶相对容易找到，但有机抹茶十分罕见且价格昂贵。

需要提醒的是，绿茶虽然是一种健康的饮品，但也要适量饮用。绿茶中的茶碱具有一定的刺激作用，如果在睡前大量饮用可能会影响睡眠。此外，冷却后的绿茶刺激作用可能更强，需要谨慎饮用。近年来，越来越多的科学证据表明红茶同样对健康有着积极益处，但相比之下，绿茶在茶多酚含量和健康效益方面更具优势。

咖啡：选择适合自己的咖啡

咖啡，这一广受全球欢迎的饮品，源自咖啡树的浆果。浆果中的果核，也就是我们通常所说的咖啡豆，在经过烘焙之后散发出迷人的香气，为人们带来了浓郁的口感享受。然而，咖啡的味道并非只由豆子的种类和烘焙方式决定，冲泡咖啡时的水质和冲泡方式同样重要。

在多种多样的咖啡豆品种中，阿拉比卡和罗布斯塔是最为人熟知的种类。其中，阿拉比卡因其出色的品质而备受推崇，被誉为最佳的咖啡豆品种。

咖啡树偏好温暖且阳光充足的生长环境，这样的条件虽然有利于其茁壮成长，但同时也吸引了大量的昆虫。因此，许多咖啡庄园为了保证咖啡豆的产量和品质，不得不大量使用杀虫剂。然而，这种做法也引发了人们对咖啡豆安全性的担忧。为了解决这一问题，有机咖啡应运而生。有机咖啡树不需要使用杀虫剂进行驱虫，所以有机咖啡在杀虫剂残留问题上相比一般普通咖啡更加安全。

谈及咖啡的成分，咖啡因无疑是其中最重要的成分之一。平均每杯咖啡含有100～150毫克的咖啡因，它不仅能够刺激神经系统，还具有利尿作用。然而，过量摄入咖啡因可能会导致失眠，甚至可能刺激胰岛素的分泌，从而引发饥饿感和对甜食的渴望。

为了避免咖啡因可能带来的问题，许多人选择饮用脱咖啡因的咖啡。然而，想要去除咖啡因也不是那么容易的。有时，为了去除咖啡因，需要使用一些可能对人体有害的溶剂，如二氯甲烷，这可能会在咖啡中残留微量的有毒物质。幸运的是，我们还可以选择更安全的方法，如二氧化碳浸除法和瑞士水浸法。在购买脱咖啡因咖啡时，消费者应该仔细查看产品标签，确保所选的咖啡是采用自然方法去除咖啡因的，从而避免潜在的健康风险。

除了传统意义上的咖啡之外，还有一种被称为麦片咖啡[①]的替代品。尽管它的口感和成分与真正的咖啡有所不同，但麦片咖啡凭借其独特的坚果味和香气赢得了一部分消费者的喜爱。这种咖啡通常由烤过的谷物、菊苣、大

---

① 麦片咖啡指不含咖啡因的一种麦芽类饮品。——编者注

麦以及蒲公英根混合而成，同时还会添加一些如肉桂等香料来丰富其口感。对于那些喜欢咖啡味道但又希望减少咖啡因摄入的人来说，麦片咖啡无疑是一个理想的选择。

别让碳酸饮料摧毁你的健康

碳酸饮料是健康的大忌，它们就像是隐形的"热量炸弹"，一不小心就可能让你的体重飙升。

而那些低热量版本的碳酸饮料虽然看似热量低，但因添加了阿斯巴甜等人工甜味剂，同样不利于健康。所以，无论哪种碳酸饮料，我们都应敬而远之。

健康与享受并存：如何明智地选择和饮用酒精饮品

酒精饮品，源自谷物、水果或草药的发酵与蒸馏，为成年人的生活增添了不少色彩。想象一下，在忙碌一天后，一杯酒能让你卸下重担，带来一丝轻松与愉悦，红酒更是能与美食相伴，提升用餐的愉悦感。但别忘了，酒精是把"双刃剑"，它会悄悄地影响我们的大脑，有时甚至会诱发成瘾性。而且，别小看它，酒精饮品里可藏着不少空热量[1]。

当你觉得酒精帮你放松，让你忘却烦恼时，它也可能正悄悄地抑制你的神经系统，让你昏昏欲睡，加速身体脱水，使你的运动能力下降，说话也变得含糊不清。过度依赖酒精，可能会引来一连串的麻烦：不理智的决策、短暂的失忆、肝脏与肾脏甚至大脑的损伤，还有消化系统的问题等。男性朋友们还得小心，过量饮酒可能会让睾酮水平下降，甚至导致某些尴尬的问题。怀孕期间，如果滥饮酒精，可能会引发一系列严重后果，如增加流产、死

---

① 空热量指含有高热量，却只含有少量或缺乏维生素、矿物质和蛋白质。——编者注

胎、胎儿畸形的风险，以及导致新生儿体重偏轻。因此，为了宝宝的健康，孕妈妈们在整个孕期都应该坚决远离酒精。

许多威士忌、雪利酒、果酒、干邑等可能藏匿着大量的氨基甲酸乙酯，它可是个"致癌高手"。但香槟、起泡酒、啤酒、伏特加、龙舌兰酒和朗姆酒中氨基甲酸乙酯的含量微乎其微。这里还要给大家提个醒，几乎所有的葡萄酒都添加了亚硫酸盐，这是一种抗氧化剂，用来保持酒的品质。而且葡萄酒在发酵时产生的微量二氧化硫会形成天然的亚硫酸盐。

喝酒会让你的血糖像过山车一样忽上忽下。酒精一进肚，血糖就飙升，接着胰岛素就来凑热闹，你会觉得饿得不行，血糖开始大起大落。因此，我们必须谨慎对待其对身体健康的潜在影响，明智地选择酒类和控制饮用量，以更好地保护自己的健康。

　　按照普遍认可的标准，适量饮用对于男性而言是每周不超过28个单位，女性则是21个单位。若将这一周量分摊到每日，男性饮酒不应超出4个单位，女性则是3个单位[1]。避免在周末放纵自己，将一周的份额一股脑儿消耗掉，这种过度饮酒的方式并不推荐。

我们的身体处理酒精受许多因素的影响。性别是一个因素，男性通常能更快地分解酒精；体重也是一个考量点，体重较轻的人对酒精的反应会更为强烈。此外，是否疲劳、空腹（空腹喝酒对身体危害更大），以及个人饮酒的习惯（不常喝酒的人对酒精更为敏感）都会影响酒精在体内的代谢。因此，在享受酒精带来的愉悦时，我们必须明智地考虑这些因素，确保饮酒在适量且安全的范围内。

---

[1]《中国居民膳食指南（2022）》建议成年人每日摄入的酒精量不超过15克。——编者注

"1单位酒精"这个术语，实际上指的是含有10毫升，也就是8克纯乙醇的量。不过要注意，不同类型的酒精饮品中这个单位所代表的体积是有所区别的。

☑ 1单位酒精＝300毫升啤酒

☑ 1单位酒精＝25毫升烈酒

☑ 1单位酒精＝一个小玻璃杯（100毫升）葡萄酒

☑ 1单位酒精＝50毫升雪利酒或波尔图酒

红酒的医学之谜：抗氧化剂与长寿的关联

在琳琅满目的酒精饮品中，红酒被看作是更为健康的选择。红酒富含植物雌激素，研究显示这种成分有助于降低心脏病的发病风险，因此红酒对心脑血管有一定的益处。

葡萄酒的药用历史长达6000多年。科学家们一直对葡萄酒有着浓厚的兴趣，因为多项研究结果表明，适度饮酒者的寿命往往更长，其罹患心脏病和癌症的风险也相对较低。

法国虽然以高脂饮食为主，却是世界上心脏病发病率最低的国家之一。研究人员认为，法国人的健康秘诀部分归功于红酒中的抗氧化剂。红酒和葡萄汁在保护心脏方面发挥着多重作用，它们富含酚类物质，如儿茶素、表儿茶素、没食子酸和白藜芦醇等。这些酚类物质能够阻止血凝块的形成——导致心脏病发作的主要因素之一。同时，酚类物质还可以防止低密度脂蛋白胆固醇的氧化，避免胆固醇在动脉中堆积。

然而，对于女性而言，饮酒通常不被推荐。有研究显示，即使是少量饮酒，也可能增加女性罹患乳腺癌的风险，因为酒精会提升雌激素水平，从而可能刺激激素敏感性肿瘤的生长。尽管如此，雌激素对心脏可能具有一定的保护作用。因此，对于那些患乳腺癌风险较高的女性来说，用葡萄汁替代红酒可能是更好的选择；而对于患心脏病风险较高的女性，则可以适量饮用红酒。

果汁疗法的健康奥秘：排毒养颜

果汁疗法被很多人用作禁食、排毒或是减肥的良方。在众多健康读物中，由新鲜蔬果榨取的果汁因其多样的治疗效果而广受推崇。投资一台榨汁机，实际上是非常有价值的，因为适量饮用果汁对身体健康确实大有裨益。果汁中富含的天然糖分和充足的水分，能够在体力不支的时候为人体迅速补充能量。如果榨汁后能立即饮用，那么果汁中所有的维生素都能得到最大程度的保留（尽管在榨汁过程中膳食纤维会被过滤掉）。

不仅如此，果汁还能有效缓解便秘、减轻头痛，以及平复经前期综合征带来的情绪波动。长期饮用果汁，可以全面提升身体健康水平，并具有排毒养颜的作用。对于那些消化能力较弱，无法直接食用生蔬果的人来说，果汁是个极好的选择，它既易于消化，又富含各类营养素。喝果汁能让我们的消化系统得到休息。但需要注意的是，在大量饮用高浓度的果汁之前，最好先补充一些益生菌来维护肠道健康；同时，如果有酵母菌感染的问题，应避免饮用果汁，因为果汁中的糖分可能会成为酵母菌的养料。

每周或每2周进行一次果汁疗法是个不错的选择。可以选择在休息日进行，并确保饮用的果汁量足够，可以加入蜂蜜以更好地补充能量，避免身体虚弱。饮用果汁后，你可能会发现排便次数增多且便质较稀，这是正常现象，无须过于担心。

TIPS

正确的果汁疗法大揭秘

❶ 若想提升口感，推荐使用如胡萝卜、甜菜根等带有甜味的蔬菜作为基础材料。

② 为了获得最佳的效果，建议在进食正餐前30分钟空腹饮用。

③ 在饮用时，试着在口中稍作停留再咽下，这样可以让果汁与唾液混合，有助于消化。

④ 空腹时尽量避免饮用橙汁，因为其高糖分在胃部可能产生类似酒精的物质，有可能伤害胃肠道。相较之下，柚子汁是更为理想的选择。

⑤ 水果汁中含有大量的天然糖分，可以通过加水稀释或添加柠檬汁来减少其甜度。

⑥ 如果想强化排毒作用，可以尝试加入一些绿色蔬菜，如芹菜。

⑦ 添加益生菌也是个好主意，因为糖分能够刺激其活性。

⑧ 分享一个既美味又健康的配方：将菠菜、生菜、西蓝花、黄瓜、芹菜、苹果及少许姜搅打成汁，再滴入几滴柠檬汁。

⑨ 需要注意的是：果汁并不建议储存，即使是放在冰箱里也不行。因为果汁一旦接触空气和光线，就会立刻开始氧化。建议现榨现喝，以保证其新鲜度和营养价值。

饮水要点

☑ 每天确保饮用8杯水或草药茶，以维持身体水平衡。

☑ 避免过量摄入咖啡，建议每天仅享用一两杯咖啡（不加糖的美式咖啡）。

☑ 在饮酒时，应适度并优先选择红酒，同时最好在用餐时饮用，以减少对身体的负担。

☑ 尽量避免所有碳酸饮料，包括那些声称"无糖"的饮料。

☑ 如果你不是在进行专门的果汁排毒疗程，建议将果汁用水稀释，以减少糖分摄入。

☑ 每天饮用3杯绿茶，绿茶富含抗氧化剂，有助于提升健康水平。

9 脂肪的多重角色：从能量来源到大脑守护者

在营养学中，脂肪和油被视为同类物质，但根据室温下的物理形态，可以区分它们：油在室温下为液态，如橄榄油，而脂肪则为固态，如黄油。决定这二者类型的是其脂肪酸的种类，主要分为饱和脂肪酸和不饱和脂肪酸，其中不饱和脂肪酸又包括多不饱和脂肪酸和单不饱和脂肪酸。

传统观念中，脂肪往往被视为导致体重增加和健康问题的元凶。但现代营养学的深入研究发现，脂肪在人体中发挥着重要作用。它不仅是人体能量的重要来源，更是维持大脑功能正常运行的关键要素，毕竟大脑60%都由脂肪组成。

ω-3脂肪酸被誉为"健康脂肪"。虽然市面上许多食品，如酸奶、牛奶和人造黄油，都宣称富含这种脂肪酸，但消费者在选择时仍需审慎，避免被过度宣传所误导。

为了更深入地了解脂肪对人体健康的影响，接下来，我会进一步剖析"好脂肪"与"坏脂肪"的差异，并详细解读ω-3脂肪酸的特点及其对身心的益处。希望通过这些分析，能帮助大家做出更加明智和健康的选择。

ω-6与ω-3脂肪酸：探索健康的脂肪酸平衡

在人体所需的营养素中，亚油酸（ω-6脂肪酸）和α-亚麻酸（ω-3脂肪酸）是两种特别的脂肪酸，因为其无法由人体自身合成，必须通过食物来获取。

1. ω-6脂肪酸

ω-6脂肪酸族：亚油酸（LA），存在于植物油如葵花子油、玉米油、香油、花生油、红花籽油，种子和坚果中。

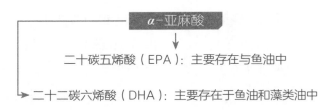

亚油酸

↓

γ-亚麻酸（GLA）：存在于月见草油、黑加仑子油和黑醋栗子中

↓

花生四烯酸（AA）：主要存在于肉类中

2. ω-3脂肪酸

ω-3脂肪酸族：α-亚麻酸（ALA），主要存在于绿叶蔬菜、亚麻籽油、菜籽油、奇亚籽油、紫苏籽油、核桃等坚果中。

α-亚麻酸

↓

二十碳五烯酸（EPA）：主要存在与鱼油中

二十二碳六烯酸（DHA）：主要存在于鱼油和藻类油中

这两种脂肪酸对于维持健康起着至关重要的作用，它们是细胞膜的构成成分，参与大脑和神经组织的构建，对维持所有细胞、组织、腺体和器官的正常功能都不可或缺，所以它们被称为必需脂肪酸（EFA）。

除了基础性的生理作用外，EFA还肩负着修复受损细胞、保障能量稳定输出、维护免疫系统以及控制胆固醇水平等多重任务。营养学家们甚至将EFA的重要性置于维生素、蛋白质和矿物质之上，因为它们是我们身体的主要能量来源之一。

科学研究揭示了摄入不同种类的EFA与人体健康之间的复杂关系。摄入过量的ω-6脂肪酸可能与乳腺癌风险增加有关，而ω-3脂肪酸摄入量高的女性则显示出较低的乳腺癌风险。这一研究发现揭示了饮食中ω-6和ω-3脂肪酸的种类与比例对人体健康的重要影响，因此，合理调整饮食中这两种脂肪酸的摄入量和比例显得至关重要。

为了确保摄入充足的必需脂肪酸，同时维持ω-6和ω-3脂肪酸之间的平衡，我们必须精心规划饮食。虽然坚果、种子、全谷物、豆类以及富含脂肪的鱼类等食物都是良好的EFA来源，但单纯地大量摄入这些食物并不足以确保健康。关键在于我们需要精确地调整ω-6脂肪酸和ω-3脂肪酸的摄入比例，以达到均衡状态。这就要求我们不仅要选择正确的食物，还要关注每种食物中这两种脂肪酸的具体含量，从而合理搭配，确保身体能够从中获得最大的健康益处。

遗憾的是，在现代西方饮食中，由于加工食品和快餐的普及，ω-6脂肪酸和ω-3脂肪酸的摄入比例已经严重失衡。因此，我们需要更加谨慎地选择食物，有意识地调整饮食中EFA的种类和量，这不仅涉及对食物种类的选择，还包括对食物烹饪方式的考量，以最大限度地保留食物中的EFA含量。

重新审视脂肪酸：如何恢复理想的1：1：1

脂肪酸家族主要由两大类构成：饱和脂肪酸和不饱和脂肪酸。其中，不饱和脂肪酸可进一步细分为单不饱和脂肪酸（如油酸，属于ω-9脂肪酸）、多不饱和脂肪酸（如亚油酸，属于ω-6脂肪酸；α-亚麻酸，属于ω-3脂肪酸）。值得注意的是，在我们体内，亚油酸能够进一步转化为花生四烯酸（AA），而α-亚麻酸则可以在一定条件下转化为二十碳五烯酸（EPA）和二十二碳六烯酸（DHA）。这些转化过程对于人体健康至关重要。

我们面临的关键问题是ω-3脂肪酸的摄入量严重不足，而ω-6脂肪酸的摄入量普遍偏高。需要明确的是，这并不意味着ω-6脂肪酸对健康有害，或者ω-3脂肪酸就全然有益。事实上，这两种脂肪酸对我们的健康同样重要。问题的核心在于如何保持它们之间的摄入平衡。

理想状态下，大脑脂质应该包含等比例的ω-6和ω-3脂肪酸，这种平衡状态在旧石器时代饮食中曾得到过很好的体现。那时的饮食包含丰富多样的绿叶蔬菜、坚果以及野味，而这些食物本身也富含均衡比例的ω-6和ω-3脂肪酸（值得一提的是，野生动物体内这两种脂肪酸的比例也大致为1∶1）。然而遗憾的是，在过去的一个世纪里，我们的日常饮食中ω-6与ω-3脂肪酸的比例发生了显著的失衡。这种变化无疑对我们的健康构成了潜在威胁。

我们日常使用的油，如葵花子油或玉米油，其含有的ω-6脂肪酸远超ω-3脂肪酸。以玉米油为例，其ω-6脂肪酸的含量竟然是ω-3脂肪酸的74~75倍！此外，许多人大量食用家禽、牛肉和猪肉，但这些肉类中的ω-3脂肪酸含量相对较低。尽管普遍认为鱼类是ω-3脂肪酸的优质来源，但现今的情况已经发生了变化。市场上的大部分鱼类都来自养殖场，这些鱼通过人工饲养长大，因此其体内ω-3脂肪酸的含量远低于那些在自然环境中生长的野生海鱼。另一个值得关注的问题是，市场上大部分三文鱼可能含有PCBs、二噁英和其他致癌物质。这也使得人们开始质疑鱼类在维持ω-3和ω-6脂肪酸平衡方面的作用。

在日常饮食中，ω-6脂肪酸相较于ω-3脂肪酸更为常见，如亚油酸，它主要存在于红花籽油、葵花子油、玉米油和花生油等多种植物油中。但问题在于工业加工食品中亚油酸的含量已经超标，长期过量摄入亚油酸可能会对健康造成不良影响。

综上所述，即便我们竭尽全力地追求健康饮食，西方饮食中富含ω-3脂肪酸的食物仍然相当有限。更为复杂的是，ω-3脂肪酸还容易受咖啡因、酒精、药物的过度使用、空气污染以及生活压力等多种因素的干扰而被降解。因此，我们必须更加审慎地选择饮食，以确保能够摄取充足的ω-3脂肪酸，并维持其与ω-6脂肪酸之间的平衡。

重新调整摄入的脂肪酸比例并不是一件短期内可以完成的事情。要将ω-3、ω-6、ω-9脂肪酸比例恢复到理想的1∶1∶1，可能需要长的时间持续努力。这意味着我们需要长期关注饮食选择，确保摄入的食物种类丰富多样，以满足身体对不同脂肪酸的需求，并维持健康的脂肪酸平衡。

旧石器时代西方饮食与现代西方饮食的特点

营养摄取种类	旧石器时代西方饮食	现代西方饮食
能量	中等	高等
蛋白质	高等	中高等
一从食用动物中获取	高等	中低等
一从食用蔬菜中获取	高等	中低等
碳水化合物	中低等	中等
膳食纤维	高等	低等
脂肪	低等	高等
一从食用动物中获取	低等	中高等
一从食用蔬菜中获取	非常低等	中低等
ω-6 和 ω-3 脂肪酸比例	低等（2/4）	高等（12/0）
维生素（毫克/天）	—	—
一维生素 C	604	93
一叶酸	0.36	0.18
一维生素 B_2	6.49	1.71
一维生素 B_1	3.91	1.42
一维生素 A	1.7	0.7
一维生素 E	32.8	8.5

西方饮食的健康隐患：缺乏ω-3脂肪酸

在过去几十年里，科学家已经发现，现代西方饮食中严重缺乏ω-3脂肪酸可能是导致许多西方国家常见疾病发生或加剧的原因之一。这些疾病包括但不限于癌症、心脏病、抑郁症、注意缺陷多动障碍、皮肤问题、过敏、关节炎和疲劳等。

流行病学研究（即对不同人群进行的研究）显示，摄入更多ω-3脂肪酸的人群患心血管疾病、前列腺癌或阿尔茨海默病的风险较低。同时，临床研究也进一步支持了这一点：ω-3脂肪酸可以减轻某些疾病的严重程度和症状，如抑郁症、性格障碍、攻击性行为、心肌梗死（简称心梗）后的风险以及注意力障碍等。

换言之，缺乏ω-3脂肪酸可能会增加患多种疾病的风险，而适当补充ω-3脂肪酸则有助于减轻这些疾病的严重程度和症状。如今，越来越多的研究正在逐步表明，增加ω-3脂肪酸的摄入量，并恢复ω-3与ω-6脂肪酸之间比例的平衡，对于预防和改善多种疾病具有积极影响。

必需脂肪酸对身体的正常功能来说是至关重要的，身体需要它们来维持正常运转。其中，ω-3脂肪酸在细胞间的信息交换中发挥着重要作用，它们能够促进血液在全身顺畅流通。此外，ω-3脂肪酸还有助于对抗癌症，能够激发抗炎过程，并有效地调节血糖水平。

在理想状况下，我们体内的约100万亿个细胞都应该含有适量的ω-3脂肪酸，以确保其最佳功能。然而，当身体缺乏ω-3脂肪酸时，会不得不使用其他质量较差的脂肪酸作为替代，这种情况会导致健康状况出现问题。因此，确保摄入足够的ω-3脂肪酸是维护健康的关键。

可能与缺乏ω-3脂肪酸相关的疾病

脑卒中	肠道疾病	阿尔茨海默病	视力问题
心脏病	高血压	免疫缺陷	感染
精神障碍	营养不良	神经疾病	肾脏疾病
学习障碍	白血病	红斑狼疮	各种炎症
肥胖症	牛皮癣	精神分裂症	多动症

"好脂肪"与"坏脂肪"

多年来，脂肪被视为导致肥胖和健康问题的"罪魁祸首"，使得人们对其避之不及。然而，如今人们逐渐认识到，问题的关键不在于脂肪的摄入量，而在于摄入的脂肪种类。因此，"好脂肪"与"坏脂肪"的区别逐渐受到人们的重视。

地中海饮食，尤其是克里特岛的传统饮食，为我们提供了一个很好的范例。这种饮食方式强调摄入全谷物、蔬果、水产品以及健康脂肪（如橄榄油和核桃油等），同时限制肉类和奶制品的摄入量。值得注意的是，尽管希腊女性的脂肪摄入量占总能量的占比高达40%，但她们的乳腺癌发病率远低于北欧国家。这主要得益于她们饮食中丰富的蔬果以及高品质的油脂。同样，意大利南部女性罹患乳腺癌的概率也相对较低，这与她们尽量避免摄入饱和脂肪酸的饮食习惯密不可分。

这些实例表明，选择正确的脂肪种类对于维持健康至关重要。我们应该摒弃过去对脂肪的片面看法，更加注重摄入高品质的"好脂肪"，如橄榄油、鱼油等富含不饱和脂肪酸的食物，同时减少"坏脂肪"的摄入，如人造黄油等富含饱和脂肪酸的食物。

相比之下，以色列是全球多不饱和脂肪酸和饱和脂肪酸摄入量最高的国家之一，尤其是多不饱和脂肪酸，主要源自精炼植物油中的亚油酸，其摄入量比美国高出8%，比大多数欧洲国家高出10%~12%。以色列人的健康状况提供了多不饱和脂肪酸高摄入量影响的实际案例。以色列人心血管疾病、高血压、糖尿病和肥胖症的患病率相当高，同时，其癌症发病率也超过了其他地区，特别是女性患者的死亡率更是高于平均水平。

EPA与DHA：守护全身健康的营养素双星

两种ω-3脂肪酸对我们的身体健康至关重要，即EPA（二十碳五烯酸）和DHA（二十二碳六烯酸）。这两种脂肪酸在细胞的构建、更新以及维护整体细胞健康方面扮演着不可或缺的角色。人体是由细胞构成的，因此缺乏EPA和DHA会对身体的各个组成部分造成影响，包括骨骼、血液、器官、皮肤、头发以及精神健康。为了确保身心的良好运作，每天至少需要摄入500毫克的EPA和DHA。

多年来，人们普遍认为EPA在生物学和医学领域是最重要的$\omega-3$脂肪酸，DHA的效果则常被忽视。然而，科学家们逐渐发现DHA实际上是我们大脑中最关键的脂肪酸。人们开始意识到EPA和DHA不仅存在于不同的脂质、细胞和组织中，而且它们各自的作用方式也截然不同。

DHA是构成细胞膜最重要的脂肪酸之一，我们可以将其比作房屋建筑中的关键材料。想象一下，在地基上浇筑混凝土时，DHA就相当于混凝土的基本组成成分。根据所使用的材料，房屋的结构将展现出不同的特性。如果混凝土的质量不佳，那么房屋的各种部件（如墙壁、窗户）都会受到不良影响。同样的，我们摄入的脂肪酸类型也直接决定了细胞膜的强健与否，从而进一步影响身体各项功能的运作。

DHA并不仅仅存在于大脑中，它可以通过血液循环到达身体的每一个细胞，如视网膜（即眼睛的感光部分）。然而，由于大脑对DHA的需求量极大，DHA在大脑中的含量比较集中，特别是在大脑的某些电活动高度集中的区域，如神经末梢（这些区域需要良好的通信）、神经细胞的线粒体（负责收集能量以保证大脑的正常运作）以及大脑皮质（大脑的外层区域）。

EPA在人体内的分布相对均匀。在大脑里，EPA的主要职责是调控各种脑功能，它与炎症、免疫功能、血管状况、血液凝固以及脑供血等多个方面息息相关。此外，EPA还是调节众多生理功能的必要元素，对于维持激素水平的平衡也起着至关重要的作用。因此，无论是EPA还是DHA，它们都对优化大脑功能意义重大。但它们的作用机制不同，DHA主要为细胞膜提供构建材料，而EPA则主要负责提供能量。

$\omega-3$脂肪酸已被证实在许多疾病和病症中具有积极的治疗效果，对于幼儿及成长中的儿童尤为重要，其在整个生命周期中都扮演着关键角色。在某些特定情况下，DHA的需求量可能会超过EPA的需求量，反之也有可能。而在其他情况下，DHA和EPA则可能协同发挥作用。

EPA 的效果和作用	DHA 的效果和作用
有助于降低甘油三酯（TG）	有助于降低甘油三酯（TG）
降低动脉粥样硬化的风险	降血压，调节血压
抗血栓作用，防止血栓形成	预防心搏骤停，稳定心率
抗炎作用	抗炎作用
抑制动脉粥样硬化发展	加快新陈代谢，加速燃脂
对治疗情绪障碍和抑郁症起积极作用	对预防阿尔兹海默病起积极作用
对改善注意力缺陷起积极作用	促进中枢神经系统的正常生长、发育

　　许多常见疾病与EPA和/或DHA的缺乏密切相关。大多数情况下，补充适量的EPA和/或DHA可以显著改善疾病症状，甚至通过预防性摄入这两种重要的脂肪酸，可以有效避免一些疾病的发生。因此，确保体内有足够的EPA和DHA对于维持健康至关重要。

☑ 常见的眼部疾病——色素性视网膜炎，与DHA的摄取不足有关，而通过补充DHA可以显著改善眼睛的健康状况。

☑ 怀孕女性中高达99%的人群体内DHA含量不足。DHA是胎儿及婴儿大脑和神经系统正常发育与功能维持必不可少的营养物质。

☑ 当皮肤中含有充足的EPA时，可以减轻晒伤所引发的症状。

☑ 在预防心血管疾病方面，EPA相较于DHA具有更强的作用，但这两种ω-3脂肪酸都各自以独特的方式发挥着效用。GISSI和JELIS两项重要研究均展示了它们对心血管的益处。1999年的GISSI研究（意大利心肌梗死生存研究组）对11324名心肌梗死患者进行了调查。结果表明，在每天补充1克EPA+DHA的参与者中，致命性心肌梗死的风险降低了高达45%，这与未补充ω-3脂肪酸的参与者相比有显著差异。另一项是2007年的JELIS研究（日本EPA脂质干预研究），该研究针对18645名胆固醇水平偏高的患者，将超过一半的参与者在常规降胆固醇药物治疗的基础上，每天还额外补充1.8克EPA，并持续了4.6年。结果表明，与仅进行药物治疗的患者相比，这些额外补充EPA的患者出现不稳定型心绞痛（即使在轻微活动时也会出现的胸痛）或心肌梗死的概率明显降低。此外，他们对球囊扩张术、支架植入或冠状动脉搭桥手术的需求也减少了，患者总体不适感降低了19%。

☑ 对于伴随炎症的疾病，如类风湿性关节炎、肌腱炎、抑郁症以及动脉粥样硬化，通过补充EPA可以有效地改善症状。在这些特定的状况下，EPA的抗炎作用相较于DHA而言更为关键。

☑ DHA被证实能够显著提高男性精子的活动能力，对男性生育健康有积极影响。

☑ 在处理大脑功能紊乱、精神问题或心理障碍等情况时，EPA的治疗效果往往比DHA更为明显。

ω-3脂肪酸的多样化来源

摄入充足的EPA和DHA对人体来说至关重要，然而，现代西方饮食中往往缺乏ω-3脂肪酸。并且，含有这种脂肪酸的食物种类也较为有限，主要包括海鱼、海藻、绿叶蔬菜以及亚麻籽、核桃、菜籽、奇亚籽和紫苏籽等。

不过，仅仅依赖这些食物可能并不足以满足我们每天对EPA和DHA的需求。尽管绿叶蔬菜、坚果和种子中含有α-亚麻酸（ALA）——EPA和DHA的原料，但人体将这些原料转化为EPA和DHA的效率相对较低。而富含脂肪的海鱼则不同，它们不仅含有ALA，还含有EPA和DHA，因此是更为直接和有效的摄入来源。

在考虑增加鱼类摄入量时，我们也需留意一些潜在问题。过去，人们建议每周食用3大份①海鱼，但这一建议如今已受到质疑。科学研究表明，过量摄入鱼肉与乳腺癌和其他癌症的风险增加有关，这主要是由于海洋污染，鱼类可能含有汞、多氯联苯、二噁英等致癌物质。因此，在选择鱼类时，我们应格外谨慎，特别是大型鱼类。养殖鱼的污染程度相对较小但其EPA和DHA含量可能较低。在选择养殖鱼时，我们需关注其饲养环境和饲料质量。

为了确保摄入足够的EPA和DHA，我们需要多样化饮食来源，并谨慎选择鱼类和鱼类产品。条件允许的话，可以考虑选择高质量的营养补充剂。但最为重要的是，我们应该咨询医生或营养师的建议，确保选择安全有效的产品。

实际上，要想通过日常饮食摄入足够的EPA和DHA，每天至少需要食用230克海鱼或860克河鱼，这在现实生活中几乎难以实现。即便能做到，也很难准确知道摄入了多少必需脂肪酸。因此，越来越多的营养学家推荐通过鱼油胶囊来直接补充EPA和DHA。但在选择鱼油时，我们同样需要谨慎，因为市场上存在许多品质欠佳的鱼油补充剂，其可能只含有微量的EPA、DHA，甚至可能含有如汞、多氯联苯或二噁英等有毒物质。有些补充剂甚至可能并不包含标签上所标示的成分。

市面上的大多数鱼油补充剂，其EPA与DHA的比例往往低于1∶3。然而，针对某些特定疾病，如注意缺陷多动障碍、阅读障碍、发育协调障碍、抑郁症以及神经性厌食症等，所需的EPA与DHA比例要远高于此。更为关键的是，很多鱼油补充剂中含有大量的饱和脂肪酸，而这部分脂肪对身体并无太多益处。因此，为了确保安全性和有效性，我们应当选择高浓度的医药级鱼油补充剂。这些补充剂经过严格的生产和质量控制流程，能为我们提供安全可靠的疗效，帮助维持情绪的稳定和身体的健康状态。

---

① 1份通常指85～100克。根据《中国居民膳食指南（2022）》，水产品每天推荐摄入量为40～75克。——编者注

在选购时，我个人更偏向于那些经过科学验证或已正式注册为药物的鱼油补充剂。在挑选鱼油原料时，我倾向于选择小型鱼类，如鲱鱼、鲭鱼、鳀鱼或沙丁鱼，它们受海洋污染的影响较小。此外，从海藻中提取的鱼油也是不错的选择，因为这些海藻经过生态蒸馏流程的清洁处理，无须依赖高温或化学清洁剂。通过选择高质量的鱼油补充剂，并确保其源自可靠的渠道，我们能更有效地摄取足够的EPA和DHA以维护健康。

　　如今，**磷虾油**因其ω-3脂肪酸更易吸收的特性而备受欢迎。这一优势主要得益于磷虾油中丰富的游离脂肪酸，而非人们通常认为的磷脂。然而，尽管磷虾油具有这些优势，但要依靠它充分补充体内的ω-3脂肪酸储备却相当困难，因为消费者往往需要摄入大量的磷虾油胶囊才能达到每日所需的500~1000毫克EPA和DHA。所以，尽管有些人可能每天服用3~5粒磷虾油胶囊，他们的ω-3脂肪酸检测分析结果却不尽如人意，因为磷虾油中EPA和DHA的含量往往较低。这表明，磷虾油并不能完全满足人体需求，我们仍需要结合高度浓缩的鱼油补充剂来确保足够的摄入。

　　尽管我始终提倡尽可能通过日常饮食来摄取营养，但在深入分析现实情况后，我认为摄取鱼油补充剂相比从鱼类中摄取ω-3脂肪酸更为有效和安全。研究表明，再酯化甘油三酯（rTG）的鱼油补充剂在体内吸收更快且更多，相比于乙酯型具有显著优势。此外，与普通甘油三酯和游离脂肪酸相比，它也可能展现出更好的吸收效果。为了最大化吸收率，建议将鱼油补充剂与富含脂肪的餐食一同服用，例如使用橄榄油、亚麻籽油等健康油类做菜。

新鲜鱼类EPA和DHA含量

富含脂肪的鱼		脂肪含量较少的鱼	
名称	EPA+DHA/100克	名称	EPA+DHA/100克
金枪鱼	1.3 克	大西洋鳕鱼	0.3 克
国王三文鱼	1.4 克	黄线鳕	0.1 克
大西洋三文鱼	1.2 克	比目鱼	0.1 克
鲱鱼	1.7 克	螃蟹	0.3 克
凤尾鱼	1.4 克	虾	0.4 克
野生鳟鱼	1.6 克	鲭鱼	2.5 克

鱼肝油：维生素A摄入量超标隐患多

需要注意的是，我在本书中谈及的"鱼油"，与过去或如今市面上常见的"鱼肝油"补充剂并无直接关联。实际上，你若为了摄取足够的$\omega-3$脂肪酸而大量摄入鱼肝油，这实则是误入歧途。现今市场上的鱼肝油（过去常被称作鳕鱼肝油）中，维生素A的含量依然偏高。绝经后的女性如果想减轻抑郁情绪，那么每天需要摄入1克EPA。然而，选择鱼肝油可能面临维生素A摄入过量的风险，进而可能导致骨质疏松等问题，而且对患有注意缺陷多动障碍（ADHD）症状的儿童不利。

如果你试图从鱼肝油中摄取约500毫克的EPA，那么所需的鱼肝油量很可能会导致维生素A摄入量超标。此外，欧洲食品安全局（EFSA）已明确指出，欧洲人的日常饮食已能满足对维生素A的需求。因此，额外摄入维生素A补充剂已不再必要。

因此，我不推荐大家使用鱼肝油（鳕鱼肝油）作为$\omega-3$脂肪酸的来源！

DHA+类胡萝卜素：守护视力的黄金组合

视网膜作为眼睛中DHA浓度最高的部位，扮演着至关重要的角色。在这个精密的膜结构中，光感受器周围需要DHA的协助，以便迅速将光脉冲转化为清晰的图像信号。**对于胎儿和新生儿而言，DHA的充足供应对于视网膜的正常发育尤为关键。**在日后的岁月里，为了维持良好的视力，也需确保DHA的持续和充足供应。

对于步入晚年的老年人来说，补充DHA更为重要。随着年龄的增长，许多人可能会遭遇视网膜黄斑退化的困扰，导致视力逐渐下降，这便是我们常说的黄斑病变。为了预防和延缓这一疾病的进程，定期摄入富含DHA的食物或鱼油尤为有益，深海鱼、海藻等天然食材都是DHA的优质来源。此外，富含类胡萝卜素的蔬菜也是不错的选择，如鲜嫩的胡萝卜、翠绿的羽衣甘蓝、生机勃勃的芽苗菜、深绿的菠菜等，它们都能为我们的视力健康提供有力的支持。

因此，为了维护视力健康，我们应在日常饮食中注重DHA和类胡萝卜素的摄入，确保身体得到充足的营养支持。

治疗心理疾病的新视角：ω-3脂肪酸的潜力

研究表明，对于那些身患抑郁症或有其他情绪困扰的患者而言，增加ω-3脂肪酸的摄入可能带来意想不到的益处。这一发现或许令人耳目一新，但在治疗心理疾病方面，确保必需脂肪酸的充足摄入与药物或天然草药的治疗同样重要。事实上，大脑组织中60%的成分是必需脂肪酸。需要澄清的是，大脑中的脂质与身体其他部位的脂质截然不同。它们作为细胞膜的关键组成部分，对神经细胞的功能发挥着非常重要的作用。然而遗憾的是，现代西方饮食结构中，ω-3脂肪酸的含量微乎其微，这或许解释了为何抑郁症患者的神经细胞缺乏足够的ω-3脂肪酸。

最早涉足精神障碍与ω-3脂肪酸关系研究的先驱者是宾夕法尼亚州的精神病学研究所的负责人唐纳德·鲁丁（Donald Rudin）博士。在20世纪

80年代初，他进行了一项具有开创性的试验，让44名患有不同精神障碍的患者每天摄入2～6汤匙的亚麻籽油。经过6～8周的细致观察，他惊喜地发现，大多数患者的睡眠质量得到了显著提升，精力更为充沛，焦虑和抑郁的症状也有所缓解。随后的流行病学研究进一步印证了这一发现，全球范围内抑郁症发病率最低的人群往往是那些大量摄入鱼类的人群。研究也明确显示，抑郁症患者的血液中ω-3脂肪酸含量普遍偏低。

大脑中的ω-3脂肪酸不仅关乎情绪健康，还与心理警觉度（如注意力、决策能力）紧密相连。那些经常食用富含脂肪鱼类的人群的大脑区域，相比于那些很少或不吃鱼的人体积往往更大，特别是负责调节情绪和反应能力的区域。

威廉·杜斯（Willem Does）教授也进行了一项关于心理功能的研究。他招募了54名健康的大学生作为参与者，旨在探究高剂量富含EPA的鱼油对心理功能的潜在影响。在这项为期4周的研究中，参与者每天摄入3粒鱼油胶囊，相当于每天摄入1.74克的EPA和0.25克的DHA。研究结束后的血液分析显示，参与者的EPA和DHA水平得到了显著提升。而且在测试中，他们展现出更大胆的风险承担态度。这种态度并非盲目冲动，而是经过深思熟虑"计算过的"风险判断。尤为鼓舞人心的是，通过补充EPA，这些大学生表现出更愿意投入额外努力的积极态度。这些发现为我们深入理解ω-3脂肪酸与心理功能之间的关系提供了宝贵的线索。

治疗抑郁症的新方向：
EPA与药物的对比与联合应用

正如前文所述，EPA和DHA是大脑神经细胞膜不可或缺的关键构建成分。大脑组织中，50%～70%的成分由脂肪酸构成，这足以证明摄入适量的脂肪酸对大脑功能至关重要。因此，众多神经精神科医生开始致力于探究常见疾病，如抑郁症和注意缺陷多动障碍（ADHD），试图找出它们与某些必需脂肪酸之间的潜在联系。

我的朋友，医学博士约瑟夫·希波尔恩（Joseph Hibbeln），在必需脂肪酸与抑郁症关系的研究领域享有盛誉，任职于美国国立卫生研究院（NIH）。早在1998年，他便在权威医学期刊《柳叶刀》上发表了一项重要研究。该研究深入对比了不同人群中抑郁症的发病率与其鱼类消费量之间的关系，结果显示，日本抑郁症的发生率仅为0.12%，而新西兰则高达近6%。通过对比分析不同国家的鱼类消费量几乎可以准确预测抑郁症的发病率。

此外，在那些鱼类消费量较高的地区，产后抑郁症的发生率也明显偏低。希波尔恩博士还曾对235名抑郁症患者进行了深入研究，通过脊椎穿刺分析其脑脊液。在生物精神病学领域，已有研究证实，脑脊液中5-羟色胺代谢物（5-HIAA）浓度较低的人更容易出现抑郁、自杀倾向和冲动行为。而希波尔恩博士的研究进一步揭示，血液中ω-3脂肪酸的浓度与脑脊液中较低的5-HIAA浓度存在显著关联。这一发现意义重大，因为5-HIAA与血清素水平紧密相关，而血清素正是影响抑郁症和暴力行为的关键生物化学因素。

如今，众多神经精神科医生在治疗抑郁障碍患者时，已开始尝试结合传统抗抑郁药物与正确比例的EPA补充剂，取得了令人瞩目的治疗效果。ω-3脂肪酸治疗精神疾病领域的权威人物马尔科姆·皮特（Malcolm Peet）教授发现，抑郁症患者每日摄入1克纯EPA是合适的剂量。截至目前，所有已发表的临床研究均表明，在ω-3脂肪酸成分中，只有EPA（而非DHA）具有明确的抗抑郁作用。

由于营养补充剂具有较高的可接受性，EPA干预在患者中较受青睐。但我仍建议患者在服用前咨询专业医生的意见。实际上，部分患者可能通过联合使用EPA和药物（如抗抑郁药物和情绪稳定剂）获得更佳的治疗效果。2008年，一项具有开创性的临床研究首次以纯EPA（每日1克）作为单一疗法，用于治疗中度抑郁症的成年患者。该研究选用了德国认证的、仅含EPA的天然营养补充剂。值得一提的是，该研究首次对比了EPA与经典抗抑郁药物（如氟西汀）的治疗效果，并且还尝试将两种治疗方法联合使用（氟西汀与EPA）。

研究共分为3组，每组包含16名患者，进行了为期8周的治疗。研究结果显示，高剂量的EPA与氟西汀均能有效缓解抑郁症状。而更令人振奋的是，当EPA与氟西汀联合使用时治疗效果更为显著。**因此，EPA不仅能够独立发挥抗抑郁作用，还能增强抗抑郁药物的疗效。**

怀孕、哺乳与DHA：如何给孩子最佳营养

对于婴儿和幼儿，食物所承载的意义远超想象。本书曾多次提及，西方饮食结构中的不平衡问题日益凸显。如今，越来越多的证据表明，注意缺陷多动障碍（ADHD）、儿童攻击性行为、智商低下、学习障碍以及产后抑郁症等疾病，其根源可以追溯到怀孕期、哺乳期以及婴儿早期营养摄入不足的问题上。美国营养学家阿尔特米斯·西莫普洛斯（Artemis Simopoulos）博士首次指出，怀孕和哺乳的女性以及幼儿普遍缺乏必需脂肪酸EPA和DHA。

在胎儿和婴幼儿的大脑发育阶段，DHA的重要性不言而喻，因为此时富含脂质的细胞膜正在迅速形成。婴儿出生后，摄入足够的DHA与其智商发育和心理成长直接相关。母乳是DHA的优质来源。研究表明，怀孕和哺乳期间DHA摄入不足会对胎儿的大脑发育产生严重后果，如神经细胞膜受损，进而可能引发炎症和血液供应不足。

当女性怀孕期间摄入的必需脂肪酸不足时，胎儿会从母体提取这些必需营养物质。母乳喂养的女性则将必需脂肪酸传递给她们的宝宝，因此她们自身往往会出现DHA严重缺乏的情况，这也是产后抑郁症的一个重要诱因。研究表明，刚分娩的产妇血液中的ω–3脂肪酸水平仅为正常标准的一半。因此，建议女性在分娩后的至少2年内继续额外补充DHA，理想的方式是摄入鱼油或植物性来源DHA补充剂。

根据《美国临床营养学杂志》2003年发表的一项研究结果，怀孕期间摄入足够的DHA能够显著改善孩子的视力。这项在布里斯托大学进行的研究涵盖了400多名儿童。研究发现，那些在怀孕期间每两周至少食用1次富含脂肪鱼类的母亲所生的孩子，在出生后短时间内视力大约提高了1倍；接受母乳喂养的婴儿视力提高了2.5倍。要确保胎儿和新生儿摄入足够的

DHA，唯一途径就是母亲自身摄入足够的DHA，然后通过胎盘和母乳有效地传递给宝宝。

ADHD、阅读障碍与孤独症的营养干预：EPA和DHA的作用

如今，儿童的行为和学习问题以及注意力缺陷的现象日益凸显。众多专注于必需脂肪酸研究的科学家们认为，这些问题与饮食不均衡有着紧密的关联，EPA和DHA的缺乏很可能是导致儿童行为和注意力问题的主要原因之一。

注意缺陷多动障碍（ADHD，俗称多动症）、阅读障碍（即阅读和写作方面有困难）、发展性协调障碍（动作协调上有困难）以及孤独症（表现为明显的社交和沟通障碍）共同的特点就是患者体内缺乏足够的EPA和DHA。因此，增加儿童饮食中ω-3脂肪酸的摄入，不仅有助于促进智力发展，还能有效减少其攻击性和多动行为。EPA被视为改善这些发育障碍症状的关键ω-3脂肪酸。

在ADHD领域享有世界声誉的牛津大学亚历山德拉·理查森（Alexandra Richardson）博士，通过为患有阅读障碍和发展性协调障碍的儿童及成年人每天补充500毫克的EPA与DHA（EPA与DHA的比例为7∶1），取得了令人瞩目的成果。

在瑞典，针对92名7~12岁ADHD儿童的一项临床研究得到了瑞典国家卫生与福利委员会的密切关注。这些儿童接受了纯EPA（不含DHA）的营养补充剂治疗。参与研究的教师们观察到，接受治疗的儿童在注意力问题和叛逆行为方面有了显著改善。他们坦言，对于那些在学校中经常遇到问题的儿童来说，使用EPA为他们提供了一种新的治疗途径。那些患有叛逆行为的ADHD儿童，常常不听从指令，甚至表现出攻击性，并且对惩罚的反应不强烈或几乎没有反应。然而，通过补充EPA，这些儿童的行为问题得到了明显改善。

EPA、DHA和GLA在炎症调控中的关键作用

摄入正确的脂肪对于调节身体的炎症反应至关重要。脂肪可以影响我们体内前列腺素和白三烯的生成，这两种物质在调控炎症过程中起着关键作用。人体会根据摄入的脂肪酸类型合成促进或抑制炎症的前列腺素。通过调整脂肪的摄入，可以有效地减少炎症。例如，大量摄入含氢化植物油的产品，如人造黄油，可能会刺激身体产生更多促炎物质，增加患类风湿性关节炎和其他关节炎风险。相反，选择食用橄榄油、鱼油、核桃或亚麻籽等富含ω-3脂肪酸的食物，身体会合成更多抗炎物质，有助于预防或缓解关节炎等炎症疾病。

研究显示，大多数人由于缺乏ω-3脂肪酸会陷入慢性炎症状态。炎症不仅是许多疾病的前兆，还可能加剧一些疾病的发展。因此，缺乏ω-3脂肪酸可能使人们陷入炎症和疾病的恶性循环中。而EPA和DHA能生成抗炎的消退素。从生物化学角度来看，人体能从EPA中产生抗炎的前列腺素E3、5-系列白三烯和E系列消退素，而从DHA中则能产生抗炎的D系列消退素。

对于关节炎患者，如类风湿性关节炎和风湿性关节炎等，通过每天摄入富含ω-3脂肪酸的亚麻籽和鱼油补充剂可以获得益处。在一项双盲、安慰剂对照试验中，每天服用鱼油（含有1.8克EPA）的风湿性关节炎患者早晨出现僵硬和关节疼痛的症状有所改善。众多研究证实，鱼油对关节疾病、炎症和过敏等问题有益。这些补充剂不仅可以改善症状，还能抑制促炎物质的产生。因此，服用鱼油补充剂的患者也较少需要使用止痛药和抗炎药。

在免疫系统出现故障时，尤其是患自身免疫性疾病的情况下，EPA和DHA可以作为现有治疗方法的有效补充。每天摄入高剂量的EPA+DHA（每天至少3克）可以有效地调节失控的免疫系统。除了类风湿性关节炎外，多发性硬化症、溃疡性结肠炎、克罗恩病或银屑病等疾病的患者在摄入EPA和DHA后症状也有所改善。

而对于皮肤问题如湿疹，γ-亚麻酸（GLA）具有良好的治疗效果。GLA是ω-6脂肪酸家族中的一种，常见于月见草油、琉璃苣油、黑醋栗籽油。

反式脂肪酸：健康的敌人

如今，很多人对高胆固醇感到担忧，认为它会带来很多危害。然而，这种观念往往是被制药和食品工业误导所致。实际上，胆固醇并非元凶，它是胆汁酸、性激素和维生素D的重要组成部分。真正需要关注的问题是胆固醇的氧化，即氧固醇。

在20世纪60年代，人们曾将人造黄油宣传为一种健康且廉价的黄油替代品，出现了许多标榜为"低脂"和"降胆固醇"的黄油。广告中常常出现"富含ω-3脂肪酸"的宣传语，制造商们利用消费者的无知来大肆宣传他们所谓的"健康黄油"，特别强调其中所含的"多不饱和脂肪酸"。然而，这些黄油对身体的危害远大于其好处。

为什么这样说呢？原因在于，人造黄油和其他"低脂"产品都含有大量亚油酸、反式脂肪酸和自由基。在生产这些食品时，制造商们有意避免了ω-3脂肪酸的使用，因为这些不饱和脂肪酸非常容易氧化，因此不适合大规模生产和长期储存。制造黄油的过程中，原本是液态的不饱和脂肪酸经过氢化后会变成半固体或固体状态的反式脂肪酸，其中的ω-3脂肪酸会转化为一种有毒物质。这个氢化过程虽然延长了保质期，却带来了更大的健康风险。2013年，欧洲食品安全局（EFSA）表达了对某些儿童和老年人因食用人造黄油等产品而摄入高浓度致癌物3-MCPD（3-氯-1，2-丙二醇）的担忧。这种物质是在油的精制过程中产生的副产物。

过量摄入反式脂肪酸可能对健康造成极大的危害。哈佛医学院在《美国临床营养学杂志》上发表的一项研究指出，每年因摄入反式脂肪酸导致的过早死亡病例数达到5万。此外，过量的亚油酸会转化为花生四烯酸从而导致血液凝集，并引发严重的脑损伤。有些压力大的人刚开始度假就因脑血栓而过世，这往往是因为他们的压力突然降低，加速了花生四烯酸的产生。

临床研究还发现，反式脂肪酸有增加总胆固醇的倾向。更为重要的是，当人们用反式脂肪酸替代天然油或普通脂肪酸时，它会增加低密度脂蛋白胆固醇（LDL-C，即"坏胆固醇"）的含量，降低高密度脂蛋白胆固醇（HDL-C，即"好胆固醇"）的含量，从而增加罹患心血管疾病的风险。在美国，对健康意识较强的消费者已经开始对含有反式脂肪酸的产品表示抗议。因此，美国食品药品监督管理局（FDA）宣布从2006年开始，所有食品标签上必须明确列出反式脂肪酸的含量，并建议将反式脂肪酸的含量列在营养成分列表中饱和脂肪酸之下。

然而，不健康的反式脂肪酸不仅存在于人造黄油中，还几乎存在于所有在超市购买的加工食品中，包括炸食、煎食、精制糕点（如蛋糕、华夫饼和饼干）、花生酱、早餐谷物、薯片、比萨等。法国Emile Roux医院的兰兹曼（Lanzmann）博士进行的一项研究指出，心血管疾病大多是由于摄入过多的饱和脂肪酸引起的。该研究还表明，所谓低胆固醇的植物油（含亚油酸）不能保护心血管疾病患者免于猝死或过早死亡。而通过食物摄入更高含量的α-亚麻酸才是预防心肌梗死的有效方式。

回顾过去，可以发现当我们的日常饮食中含有更多的天然脂肪时，心血管疾病和癌症的死亡率要低得多。然而，现代西方人的饮食习惯非常不健康。我们的饮食中充斥着深加工食品，如人造黄油、养殖动物的肉和各种饮料，而不是新鲜蔬果、豆类、鱼类以及自由放养的家禽畜肉。

低脂饮食在减重中的局限性

脂肪相较于其他营养成分，能产生更强的饱腹感。在采取低脂饮食时，人们可能会大量摄入蔬果和低脂鱼类等食物，但很快就会再次感到饥饿。这是因为脂肪在体内的消化速度相对较慢，能在餐后维持较长的饱腹感。因此，低脂饮食往往令人感觉不满足，导致进食频率和量的增加。

低脂饮食并不意味着低热量。许多低脂产品为了改善口感和质地，会添加大量的糖、增稠剂等，导致其总热量甚至可能超过原始脂肪的热量。

　　早期的低脂饮食观念认为，脂肪相较于碳水化合物或蛋白质更容易转化为体内脂肪。然而后续的研究表明，当身体长期摄入较少或几乎不摄入脂肪时，会通过转化其他物质以弥补脂肪的不足。这可能导致身体进入一种"警戒状态"，使减肥变得更加困难。此外，低脂饮食还可能降低基础代谢率。当身体摄入的能量减少时，为了维持生命活动，新陈代谢会减缓，从而使身体更容易将能量储存为体内脂肪。

　　综上所述，低脂饮食并非理想的减肥方式。实际上，脂肪摄入与体重增加之间并无必然联系。营养学家甚至认为，饮食中脂肪的占比与减重效果关系不大，关键在于摄入的能量，而非能量中脂肪的占比。因此，包含适量必需脂肪酸的平衡饮食更有助于减重，而非一味地减少脂肪摄入量。

如何利用ALA健康减重

　　营养学家普遍认为，ALA和DHA是减重的关键成分，如富含ALA的亚麻籽油、奇亚籽油、紫草油和紫苏籽油，以及富含DHA的鱼油。当这些油脂与高膳食纤维、全面均衡的饮食相结合时，它们成为控制体重和维持健康的明智手段。

　　一些营养学家指出，任何减肥饮食，如果缺乏富含ALA的油和鱼油中的必需营养素，都注定会以失败告终。

　　DHA对于棕色脂肪（参与产热过程）和白色脂肪（作为能量储备）的代谢具有深远影响，尤其在促进脂肪燃烧方面。

　　虽然从分类上看，富含ALA的油属于脂肪范畴，它们在功能上却起着抗脂肪的作用。ALA在人体中的作用与有害的饱和脂肪酸截然相反。饱和脂肪酸可能导致肥胖、心血管疾病及退行性疾病，而富含ALA的油则能预防这些疾病。与通过减少能量摄入或消费低脂产品来误导身体相比，富含ALA的油能够与人体的新陈代谢和生物化学反应协同工作，以自然的方式促进减肥并维持理想体重。

ALA的作用

- ☑ 减少饥饿感和对脂肪和甜食的欲望
- ☑ 加速新陈代谢
- ☑ 提供强烈的饱腹感
- ☑ 平衡血糖水平
- ☑ 平衡胰岛素水平
- ☑ 增加摄氧量

富含ALA的油中的必需脂肪酸无法通过人体自行合成且其他营养来源转化而成。所以，当身体无法获得足够的营养素时，会向大脑发出警报，使人们追求高脂肪食品和甜食等。数据表明，在西方人的普通饮食中，亚麻籽、奇亚籽、紫草和紫苏籽等来源的必需脂肪酸仅占极小的比例（0.1%）。

❶ 将ALA加入日常饮食中，饱腹感会更加持久。这是因为这些必需脂肪酸可以延长食物在胃部的停留时间，与低脂或无脂食物相比，它们在胃里的消化速度会慢得多。

❷ 摄入富含ALA的油后，食物在小肠中的通过速度也会减缓。

❸ 这种生理作用有助于稳定血糖。只有过去较长时间后，血糖水平才会逐渐回落。因此，你会感到不容易饿，耐力也有所增强。

❹ 由于长时间的饱腹感，餐后短时间内不太可能感到饥饿，从而减少了吃零食的欲望。

❺ 最终结果是，摄入的总能量会比选择低脂或无脂饮食时更少。这是因为长时间保持饱腹状态，减少了摄入多余能量的机会。

❻ 另外，富含ALA的油还含有促进细胞代谢的成分。当细胞受到适当的刺激时，它们会产生更多的能量，从而消耗更多的能量。这就像给火加柴一样，细胞被激活后会"燃烧"更多能量，这有助于减少体内脂肪堆积。

综上所述，将富含ALA的油融入日常饮食中，不仅能带来长时间的饱腹感，有效减少不必要的能量摄入，更能加速细胞代谢，促使身体消耗更多能量。这无疑是一种有助于控制体重，维持健康状态的科学而实用的方法。

皮肤健康与脂肪酸平衡

皮肤的状态与必需脂肪酸的滋养密不可分。随着岁月的流逝，皮肤对必需脂肪酸的需求也在逐渐增长。然而，众多女性为了追求苗条的身材，过于严格地限制了脂肪的摄入，导致体内缺乏脂溶性抗氧化剂，如维生素A和维生素E。这些抗氧化剂对于保持皮肤的细腻光滑、指甲的坚固以及头发的光泽非常重要。而保持ω-3和ω-6脂肪酸的平衡，对于促进维生素A、维生素D、维生素E和维生素K的吸收与运输尤为重要。当体内ω-3脂肪酸不足时，皮肤会首先发出警报，表现为皮肤干燥、粗糙，指甲容易断裂，头发失去光泽并变得稀疏，出现头皮屑，甚至还可能引发皮肤瘙痒、湿疹或银屑病等皮肤病。

亚麻籽油中的α-亚麻酸能够促进抗炎物质的生成，月见草油中的γ-亚麻酸则是白三烯B$_4$（一种促炎物质）的强效抑制剂。临床研究表明，将亚麻籽油与月见草油联用，可以作为顽固性皮肤病的营养补充剂，适用于各个年龄段的人群。有研究表明，在某些脱发的情况下，使用亚麻籽油一年可以刺激头发生长。因此，为了保持皮肤健康，我们不仅要适量摄入必需脂肪酸，还要确保ω-3和ω-6脂肪酸的摄入平衡。结合亚麻籽油和月见草油等富含必需脂肪酸的食物，能够有效维护皮肤健康，预防和治疗各种皮肤问题，让我们的皮肤焕发自然光彩。

欧洲的天然食品店和药店中，油类补充剂产品琳琅满目，但这其中的产品质量参差不齐。回溯几十年前，营养学家们曾积极倡导增加ω-6脂肪酸的摄入量，因为在当时，人们普遍认为不饱和脂肪酸相较于饱和脂肪酸更有利于心脏健康。时至今日，情况已然发生了巨大变化。ω-6脂肪酸的摄入量增加，如今几乎已经不存在ω-6脂肪酸缺乏的问题了。然而，这种摄入量的剧增并未带来预期的全面健康效益，反而引发了人们对营养平衡的新思考。

日本脂质营养学会早已提出，日本人应当限制富含ω-6脂肪酸产品的消费，这一建议是基于对日本人饮食习惯和营养需求的深入研究。值得注意的是，日本人的ω-3脂肪酸摄入量相较西方人要高得多，如果限制ω-6脂肪酸摄入的建议对日本人有效，那么对于我们来说，这一建议同样具有参考价值。为了获得ω-3脂肪酸所带来的健康益处，我们必须选择质量上乘的油类补充剂，确保其中ω-6脂肪酸的含量控制在较低水平。

特级初榨橄榄油：低酸度、高营养，守护健康

橄榄油被誉为健康的瑰宝，但前提是我们选购的是高品质的产品。过去，人们常常凭借"初榨""冷压"等术语来评判橄榄油的质量，然而，随着压榨技术的革新，这些术语已不再是唯一标准。如今，酸度仍然是衡量橄榄油质量的重要参考指标。特级初榨橄榄油是品质最高的，其酸度上限设定为0.8%（游离脂肪酸）。这一低酸度的背后，是采摘季节的选择以及采摘与加工间紧密的时间安排，它们共同影响着油的气味、色泽、口感和营养成分。

特级初榨橄榄油不仅富含维生素E，更富含多酚类物质，特别是羟基酪醇这一强大的抗氧化剂。每20克这种高品质的橄榄油中，羟基酪醇及其衍生物的含量可达5毫克。这些多酚类化合物在防止"坏胆固醇"氧化方面发挥着关键作用，避免胆固醇在血管壁沉积，有效预防动脉粥样硬化。研究证实，每天摄入含5～10毫克羟基酪醇的橄榄油已能产生显著的健康效益。值得一提的是，这一摄入量相当于大约6颗橄榄中的羟基酪醇含量。因此，在日常饮食中适当加入橄榄，对心血管健康大有裨益。

此外，橄榄油也是油酸（ω-9脂肪酸）的丰富来源，其含量可高达72%。油酸是一种不饱和脂肪酸，通过替代饮食中的饱和脂肪酸，有助于将胆固醇水平维持在正常范围内。因此，将橄榄油纳入日常饮食，不仅能为味蕾带来愉悦的享受，更能为身体健康提供坚实的保障。

椰子油：健康、能量、瘦身三合一

椰子油是一种营养丰富的油脂，它是一种中链脂肪酸（MCT），主要由月桂酸（51%）、辛酸（9.5%）和癸酸（4.5%）构成。它们的链长适中，使得MCT能够迅速从肠道进入肝脏，并转化为身体所需的能量，无须经过复杂的血液循环或线粒体转运过程。因此，这种直接的能量转换特性使椰子油在运动员中颇受欢迎。虽然MCT属于饱和脂肪酸，通常与心血管疾病风险相关联，但椰子油中的MCT似乎并没有那么不健康。但这并不意味着可以无节制地食用椰子油。在饮食中，仍需确保饱和脂肪酸、单不饱和脂肪酸和多不饱和脂肪酸（如ω-3和ω-6脂肪酸）之间的平衡，这对于维持健康的血脂水平至关重要。

建议每天适量食用椰子油，大约2汤匙（约30毫升）即可，这有助于调节胆固醇和甘油三酯水平。椰子油还有一个额外益处，即能有效抑制饥饿感。

当椰子油中的月桂酸通过十二指肠时，它会刺激释放特定的肽，增强大脑中的饱腹信号，使人们减少进食。巴西的一项研究发现，椰子油作为减肥饮食的一部分，尤其有助于减少腹部脂肪，这对于改善健康状况和体态都非常有益。在购买椰子油时，建议选择标有"初榨"的产品。这些产品通常没有经过精制，能够保留椰子油中的天然抗氧化剂，如多酚和维生素E，这些抗氧化剂是调节胆固醇水平的关键。将成熟椰子的新鲜果肉压碎并通过筛子

（或一块布）压榨出椰奶。椰奶在冰箱中保存一段时间后，在不超过50℃的温度下加热，即可分离出油脂。如果在生产过程中，果肉被曝露在高温下，可能会破坏果肉中的天然抗氧化剂。

摄入健康脂肪：不做"油腻人"，只做聪明人

• 日常饮食增加ω-3脂肪酸的摄入，如核桃、亚麻籽油，每周食用2次富含脂肪的鱼。特别提醒，对于怀孕和哺乳期女性，应避免食用鱼翅、旗鱼、剑鱼、大马哈鱼和鳝鱼等可能含有过量甲基汞的鱼类，以免对胎儿或婴儿的大脑造成潜在风险。建议每周仅食用1次金枪鱼（无论是新鲜的还是罐头的）或波罗的海的野生三文鱼及鲱鱼，因为金枪鱼可能受甲基汞的污染，而波罗的海的这两种鱼类可能存在含有二噁英和多氯联苯等有毒物质。

• 为了进一步确保ω-3脂肪酸的摄入，可以每天服用含有至少500毫克EPA+DHA的医药级鱼油补充剂，纯度要达到100%。针对不同的治疗需求，剂量和EPA/DHA的比例可能需要调整，例如，降低甘油三酯可能需要每天摄入2~4克EPA+DHA，预防心肌梗死复发可能需要每天1克EPA+DHA，治疗ADHD儿童可能需要每天500毫克EPA，而患有抑郁症的成年人则可能需要每天1克EPA。但请注意，这些只是建议，具体情况还需与专业医生或营养师详细讨论。同时，为了控制饱和脂肪酸的摄入，可以选择瘦肉代替肥肉，以及选择半脱脂或脱脂奶制品。

• 尽量减少摄入富含ω-6脂肪酸（亚油酸）的油和其他食品，如葵花子油、红花籽油、玉米油和花生油，因为过量摄入这些油脂可能增加囊肿、增生的风险。

• 避免所有含反式脂肪酸的产品，特别是人造黄油，包括那些宣称能"降低胆固醇"的黄油。反式脂肪酸是有害自由基的载体，对健康危害极大。为了健康，应尽量避免或限制这些产品的摄入。

• 面包上可涂抹适量的有机、无盐的天然黄油，这样既能增添风味，又能确保摄入健康的脂肪。

- 避免购买和食用含有反式脂肪酸的食品，如零食、糕点和冷冻油炸食品，这些食品中的反式脂肪酸对健康有害。

- 在烹饪时，选择使用富含单不饱和脂肪酸的油，如橄榄油。冷压、新鲜且未精制的油往往含有丰富的天然维生素E和类胡萝卜素。每天尽量食用新鲜的初榨橄榄油（富含ω-9脂肪酸）、有机植物油（富含ω-3脂肪酸）。选择油品时，除了注意保质期外，还要关注榨油日期，确保购买的油品是新鲜的。

- 存放食品时，避免将含有鸡蛋粉、奶粉和黄油的产品长时间置于室温下。同时，为了保持油和新鲜坚果的新鲜度，应将其在冰箱中保存。

油热了，别"炸"了健康

在购买食用油时，我们总希望选择对健康有益的油品。然而，如果不注意烹饪方式，这些油也可能对健康构成威胁，特别是富含ω-3脂肪酸的植物油，其特性决定了它们绝不能加热至45~50℃。一旦采用高温烹饪方法，如烤制或油炸，不仅油中的健康成分会流失，还可能产生有害物质。因此，在烹饪时，我们需要特别注意控制油温，以保留这类植物油中的健康益处。

最高不超过45℃　　对于亚麻籽油、奇亚籽油和紫苏籽油（ω-3脂肪酸的丰富来源），以及大豆油、核桃油、香油和菜籽油（ω-6脂肪酸含量较高，ω-3脂肪酸含量较低），它们的热稳定性较差，极易氧化。因此，这些油不宜加热使用，应保持其新鲜并在低温状态下使用。

最高不超过100℃　　对于红花籽油、葵花子油和玉米油，它们富含亚油酸（ω-6脂肪酸）。这些油在加热超过100℃时可能产生有害物质，增加健康风险。因此，不建议频繁使用这些油进行高温烹饪。同时，要注意避免过多食用含有经过氢化的多不饱和脂肪酸食品，如饼干和薯片等。

最高不超过160℃　　　　对于如香油、橄榄油、榛子油、花生油和开心果油等，它们在加热至160℃或产生烟雾时可能产生致癌物质。为了确保油品的稳定性和保留其健康特性，建议烹饪时控制油温不超过160℃。

不超过200℃　　　　对于牛油、棕榈油和椰子油等，它们具有较高的热稳定性，可以加热至190～200℃而不易产生有害物质。这些油适合用于炒菜和油炸食物。然而，为了保持油品的品质和口感，建议在使用2～3次后更换新油。通常在低温下会凝固的油表明它们能够承受高温烹饪而不会轻易氧化。尽管它们可能增加胆固醇水平，但相对较低的致癌氧化风险使其在高温烹饪中更为适用。

⑩ 糖，你的甜蜜负担

　　碳水化合物，即糖类，包括单糖、双糖、多糖等形式。需要明确的是，并非所有类型的碳水化合物都是维持我们生命或健康所不可或缺的。碳水化合物在精制加工过程中会损失膳食纤维及其他多种营养物质，比如维生素、矿物质、氨基酸等。更为糟糕的是，在欧洲，一些精制碳水化合物可能还会经过化学处理并加入各种人工添加剂以达到防腐等目的。以白糖为例，其仅保留了最初10%的维生素和矿物质，营养损失之大可见一斑。

　　多年来，营养学家一直强调，人们应该增加复杂或未经精制的碳水化合物的摄入，同时尽量减少精制碳水化合物的摄入。富含碳水化合物的食物在体内转化为葡萄糖的速度，直接关系到我们的血糖水平。这一转化速度是通过血糖生成指数（GI）来进行衡量的。高GI食物可能会导致胰腺承受更重的负担，使体重上升，加速脂肪堆积。相反，低GI食物能够缓慢地释放葡萄糖，为身体提供稳定而持久的能量供应。因此，我们应该尽量避免摄入高GI食物。以下几点关键信息需要我们特别注意。

---

❶ 尽管精制碳水化合物和全谷物制品在某些分类中可能被视为同一类别，但从营养价值上看，精制碳水化合物相较于全谷物而言并不优越。这是因为精制碳水化合物在加工过程中损失了大量的维生素、矿物质和膳食纤维。

❷ 当人们同时摄入高GI食品以及蛋白质和脂肪类食物时，这种组合会减缓碳水化合物的吸收速度。其好处是可以防止血糖和胰岛素水平出现大幅度波动，从而有助于维持身体的代谢稳定。

❸ GI值越低，意味着它引起的血糖上升速度越慢。在摄入这样的食品后，胰腺需要释放的胰岛素量就越少。这不仅有利于减轻胰腺的负担，还能降低低血糖的发生概率，从而维护身体的健康状态。

由于不同类型的碳水化合物在体内转化为葡萄糖的速度各异，因此摄入后的即时效果也不同。例如，红糖、白糖、蜂蜜、糖果以及巧克力等会迅速提供能量。相对而言，土豆、豆类、面食、米饭等则具有长期效应，因为它们能够缓慢且持续地释放糖分，为身体提供稳定的能量。在理想情况下，米饭和面食等碳水化合物应该占据我们总能量摄入的大约2/3[①]，以确保能量的稳定和持久。

摄入高GI的碳水化合物越多，体内产生的胰岛素也就越多。胰岛素的作用是将血液中过多的糖分清除，这会导致血糖水平迅速下降。当血糖降低时，大脑会发出信号，促使人们通过摄入更多碳水化合物来提升血糖。这会导致陷入一种恶性循环，甜食摄入越多，血糖波动和疲劳感的持续时间就会越长，进而又引发对甜食的强烈渴望。在减肥女性中常见这样的现象：她们早餐可能只吃一点酸奶，然后整天依赖甜食、咖啡和低糖饮料来维持能量，到了晚上，可能会用一盒低脂饼干来满足自己对糖分的渴望。

如果摄入大量高GI食物，体内会涌入过多的葡萄糖，而这些葡萄糖无法被身体立即利用或处理。那些没有被肌肉即时消耗的葡萄糖，会被储存在肝脏和肌肉中形成糖原，但这种形式只能储存非常有限的葡萄糖。因此，超出的葡萄糖最终会被转化为脂肪并储存在体内，导致体重增加。这一过程的速度远比你想象的要快得多。精制碳水化合物的过多摄入往往伴随着膳食纤维摄入的减少，这种饮食习惯与2型糖尿病、脑卒中以及某些癌症（如结肠癌）的发病率上升密切相关。

白糖与果糖的营养差异

白糖的本质是蔗糖。蔗糖是一种由葡萄糖和果糖组合而成的精制碳水化

---

① 根据《中国居民膳食营养素参考摄入量（2023版）》，碳水化合物理想摄入量应占总能量摄入的50%～65%。——编者注

合物。在众多加工食品中，蔗糖都扮演着重要角色，它不仅能够防腐，还可用作黏合剂和增味剂，有效地掩盖不良口感。

在谈及果糖时，有一点需要特别注意：如果果糖来自新鲜水果，那么它的摄入还伴随着维生素、矿物质、酶以及复杂碳水化合物。然而，如果果糖单独作为甜味剂使用，那么它就失去了这些营养价值，变得和蔗糖一样，甚至可能会对人体生化反应产生不良影响。

果汁浓缩液常被广泛用作果酱、饼干、饮料的甜味剂。虽然产品标签上可能标注着"无添加糖"，但这仅仅意味着产品中没有额外添加蔗糖。值得注意的是，果汁浓缩液中通常含有大量的糖分。在加工过程中，水果的原始味道和营养素大部分都被去除，仅保留了糖分。因此，消费者可能误以为自己购买的是100%无添加糖的纯果汁，但实际上，这样的饮料主要含精制糖，营养价值很低。

人工甜味剂的使用与争议

如今市场上充斥着琳琅满目的无糖或低糖产品，这些产品大多采用了一种或多种人工甜味剂作为蔗糖的替代品。然而，自20世纪60年代食品制造商开始广泛运用人工甜味剂以来，这些替代品就一直饱受争议和质疑。

一些人工甜味剂，如山梨醇、木糖醇和甘露醇，它们的能量与普通糖的能量相当。而有些甜味剂，如糖精和阿斯巴甜几乎不含能量，因此常被用于制作减肥产品和低热量饮料。具体来说，糖精的甜度大约是普通糖的300倍，阿斯巴甜的甜度达到了蔗糖的200倍左右。这些人工甜味剂的优势在于它们有助于减肥，并且不会对牙釉质造成损害。然而，这并不意味着它们是绝对安全的。

20世纪70年代，糖精曾因被怀疑与癌症有关联而遭到禁止使用，但如今它又以无热量人工甜味剂的身份被重新接受。目前，更为广泛使用的是阿斯巴甜。不过，阿斯巴甜的使用也同样存在着不小的争议。1996年，美国神经病理学家协会就提出，阿斯巴甜的广泛应用可能与20世纪80年代初美国脑肿瘤发病率上升10%有所关联。直到现在，仍有科学家坚持认为，阿斯巴甜的频繁使用可能会增加那些具有遗传易感性的人群患脑肿瘤的风险。

大量摄入人工甜味剂有可能会引发胃肠不适，而且许多经常摄入阿斯巴甜的女性反映头痛和经前期综合征症状加重的情况。与其依赖人工甜味剂，不如从根本上减少糖的摄入量。仅仅在咖啡或茶中使用糖替代品来试图控制体重（节省大约20千卡的能量），但随后又吃蛋糕或饼干等甜点作为补偿（这些甜点可能含有高达500千卡的能量），这样的做法是毫无意义的。

天然甜味剂

相较于精制糖，天然甜味剂不仅营养价值高，而且对健康更有益。以下是一些广泛使用的天然甜味剂。

（1）大麦芽
烘烤麦芽，然后加工成粉末，或者与水长时间慢煮制成糖浆。

（2）枣糖
由干燥并粉碎的大枣制作而成，非常适合烹饪和烘焙使用。

（3）蜂蜜
其中含有多种维生素（如B族维生素、维生素C）、矿物质（如硅、铁、铜、锰、磷、硫、镁）以及天然糖分。蜂蜜的味道和颜色因其来源的花蜜种类而异。木兰蜜含有高比例的天然果糖（65%），它会导致血糖迅速升高。与糖相比，蜂蜜的口感更甜，通常只需使用糖量的一半或三分之二即可达到相同的甜度。

（4）枫糖浆
由枫树汁液制成，富含矿物质。市面上有浅色和深色两种枫糖浆供选择，各有独特风味。但需注意，标签上注明"添加枫糖味"的糖浆并非纯枫糖浆，其中枫糖浆的含量可能不到5%，其余主要是精制谷物糖浆和人工添加剂。

（5）甜叶菊

原产于巴拉圭的一种灌木，即甜菊（*Stevia rebaudiana*）。这种植物在巴西、阿根廷也有生长，并且在中国有大规模种植。它几乎不含热量，对脂肪吸收和血压有积极影响。甜叶菊提取液可用于任何需要增甜的食物，如早餐谷物、蛋糕、酸奶等。它的甜味非常强烈，主要甜味成分是甜菊糖苷，甜度比蔗糖高300倍！仅需一两滴甜叶菊提取液就能达到一杯糖的甜度。经过长时间的争议，欧洲最终批准了甜叶菊（仅限于纯化的甜菊糖苷）作为甜味剂使用，但目前仍然禁止使用甜叶菊粉或全叶提取物。

（6）罗汉果甜味剂（Lakanto）

这种甜味剂源自盛产于亚洲热带地区的一种植物——罗汉果（*Momordica grosvenori*）。在中国和其他国家，这种植物被广泛应用于食品和茶中。罗汉果甜味剂是由罗汉果提取物与赤藓糖醇结合而成的无热量、100%天然的甜味剂。与阿斯巴甜和糖精相比，它更安全且口感更好；与甜叶菊相比，它更易于使用。罗汉果甜味剂的外观与糖相似，在烹饪时可以像糖一样使用。罗汉果甜味剂的GI值为零，非常适合希望限制能量和糖分摄入的人群。

11 朝着健康大步迈进

什么是健康饮食

人们经常纠结于这些问题：我到底应该吃什么？在众多的食物选择中，我该作何选择？怎样的饮食搭配才算是合理且均衡的？要回答这些问题并不容易。我们身处信息爆炸的时代，关于食物对健康影响的信息铺天盖地——书籍、网站、营养研究机构、健康食品店以及营养专家等，无不为我们提供着海量的信息。然而，问题恰恰在于信息的过剩和混乱。这些信息纷繁复杂，有时甚至自相矛盾，让人无所适从。更糟糕的是，其中很多信息要么缺乏科学依据，要么就是被某些希望推销自家产品的公司所操控。我惊讶地发现，即便是专业的医生和营养师，他们对食物的了解也并不像我们想象的那么深入，有时甚至会给出不准确的建议。这让我们在寻求健康饮食的道路上更加迷茫。

当然，关于健康饮食有一些基本原则对所有人都是适用的，那就是**为了维护健康和预防疾病，摄入多种营养物质，并保持适当的比例是至关重要的。**你的饮食习惯在很大程度上决定了你的身体状况和衰老过程。

当谈及健康饮食时，我强调的并不仅仅是为了健康而吃，更包含了对美食的享受和用餐的愉悦。健康饮食绝不意味着你必须放弃所有喜爱的食物。

健康饮食的基础是深入了解食物的本质，并巧妙地将食物的营养价值与美味相结合。一个理想的饮食习惯能够降低患病风险，并增强身体的自我修复能力。在多数情况下，健康饮食推荐尽可能多地摄入新鲜、未加工的食物。许多人对自己每天摄入了多少不健康、过度加工的食物浑然不觉。

我必须要强调一下均衡饮食的重要性以及它所带来的诸多益处：当你保持健康的饮食习惯时，你会感觉更加良好，你的外貌也会因此焕发光彩，还可以预防多种疾病或减轻其症状。健康的饮食结合适当的运动和体育锻炼，是保持理想体重的最佳方式。我们的祖先以及大多数居住在农村并过着自然生活方式的人们的饮食，相较于21世纪的西方饮食，含有更多的膳食纤维和植物性食物，脂肪和动物蛋白质的摄入则相对较少。目前，多数营养学家都建议回归这种基础饮食模式，即富含植物性食物，同时减少饱和脂肪和糖的摄入。

总的来说，建议每天摄入的能量中，约70%应源自富含膳食纤维的食物，如土豆、杂粮饭等，还有蔬果；剩下的30%则应由肉类、鱼类和其他蛋白质来源（如大豆），以及少量的奶制品（如酸奶、奶酪等）组成。而且要避免过量的糖分摄入。

东西方饮食文化的交融与传承

当人们热议健康饮食时，"亚洲饮食"常被作为典范提及。然而，我对此持有异议。因为所谓的亚洲饮食其实是一个相当宽泛且模糊的概念。实际上，中国、日本、泰国、越南、印度等国的菜肴风格迥异，各具特色。中国菜肴多以煮、炒、炖等烹饪方式为主，注重食材的口感和味道的层次感。日本料理则更倾向于保持食物的原汁原味，如生鱼片、寿司等。泰国菜则以其独特的香辣味道和丰富的热带水果著称，而越南菜在口味和烹饪技法上受到了法国菜的一定影响。印度菜肴以其浓郁的香料和奶制品为特色，给人以强烈的味觉冲击。因此，将如此多样化、差异化的饮食模式笼统地看作一个整体，显然是过于简化了。这种做法忽视了亚洲各国饮食文化的丰富性和独特性，就像把一幅细致入微的油画简化为一个单一的色块。这不仅无法真正体现亚洲饮食的博大精深，还可能误导人们对亚洲饮食文化的理解。

当西方人赞扬亚洲饮食的益处时，他们可能主要聚焦于它与西方饮食的共通之处：包含了更多的植物性食材和鱼类、较少的精制碳水化合物和肉类以及奶制品、更健康且少量的脂肪。在东方，人们更精于利用具有健康效益的香料，大豆制品在日常饮食中占有一席之地，加工食品的摄入相对较少，同时茶的消费也十分普遍。从这些角度来看，亚洲饮食在多个方面确实显现出其相对于西方饮食的健康优势。然而，我们也不应将其过度理想化。以日本为例，尽管其饮食文化中有许多值得借鉴之处，但日本人的全谷物摄入量略显不足。例如，他们日常食用的白米，膳食纤维含量并不高。多数日本人并不倾向于食用糙米，这可能与他们的一种社会观念有关，即把糙米与较低社会阶层相联系。这种情况与欧洲人过去偏爱白面包的现象颇为相似，因为全麦面包曾被视为"农民食品"。

在所有类型的饮食中，**"地中海饮食"** 无疑是较接近理想状态的饮食模式，它与克里特岛的传统饮食习惯紧密相连。这种饮食习惯维持了ω-3与ω-6脂肪酸的平衡，同时富含蔬果，以及草食动物的肉类。此外，它还包含了红酒、黑橄榄（及希腊橄榄）、核桃、野生蜂蜜，并且只有少量的饱和脂肪酸。这种饮食与人类的原始饮食习惯有着惊人的相似性，它反映了人类在历史进化过程中的饮食习惯，与遗传基因中的天然设定相吻合。这也解释了为什么近年来，意大利、法国（南部）、西班牙、希腊和土耳其的饮食方式受到了营养学家们的高度推崇。观察地中海食物金字塔，我们会发现其中特别强调了橄榄油的使用，同时其更倾向于选择鱼类而非其他肉类，选择奶酪而非牛奶。在这个金字塔中，红肉被置于顶端，意味着其摄入量应相对较少，而基础部分则由新鲜蔬果、豆类和坚果等构成。地中海饮食与当前的营养理念不谋而合，即决定健康的关键不在于脂肪摄入的总量，而在于脂肪摄入的种类。

地中海饮食的主要特点

☑ 它融合了多样化的口味，因此能够吸引来自不同文化背景的人们，具有广泛的吸引力。

☑ 这种饮食中包含了大量的全谷物，而精制碳水化合物的含量则相对较低。

☑ 它的脂肪主要来自单不饱和脂肪酸（如橄榄油），并且富含ω-3脂肪酸。

☑ 与西方饮食习惯相比，地中海饮食中鱼类和蔬菜的比例更高，而禽畜类的摄入量则相对较少。

☑ 这种饮食还包含了奶酪和酸奶等奶制品。

☑ 它特别强调食用新鲜、未经加工的食物，尤其是富含膳食纤维和植物化学物的新鲜蔬果。

☑ 加工食品在地中海饮食中占的比例很小。

☑ 与复杂的亚洲菜肴相比，地中海菜肴的制作方法相对简单，更易于准备。

揭秘地中海饮食与"少即是多"的饮食哲学

地中海饮食几乎可以说是无懈可击，它与我给予每个人的通用营养建议不谋而合。这种饮食模式的核心也是健康饮食的基本要素：新鲜蔬果、鱼类、瘦肉、坚果、奶制品，以及有益健康的脂肪。更重要的是，地中海饮食并不仅仅局限于食物。对于意大利人、西班牙人、法国人、希腊人以及其他地中海地区的人们来说，在社交和家庭环境中的用餐氛围同样举足轻重。他们珍视与家人朋友共度的用餐时光，尽情享受美食带来的快乐。

建议每天摄入的食物

☑ 奶酪和酸奶，用以补充钙质和益生菌。

☑ 橄榄油，作为主要的烹饪油。

☑ 面包和意大利面，提供必要的碳水化合物。

☑ 米、蒸粗麦粉、小麦粗粮以及其他谷物，增加膳食纤维的摄入。

☑ 多种蔬果，满足维生素和矿物质的日常需求。

☑ 豆类，提供丰富的植物蛋白和矿物质。

☑ 坚果，为身体提供健康脂肪和能量。

建议每周摄入几次的食物

☑ 甜食，适量享用，满足口腹之欲的同时避免摄入过量糖分。

☑ 鸡蛋，作为优质蛋白的来源。

☑ 家禽和鱼类，特别是富含ω-3脂肪酸的鱼类，有助于心脑血管健康。

建议每月摄入几次的食物

☑ 红肉，以减少饱和脂肪酸和胆固醇的摄入。

少一点，好一点

当前，食物分量不断增大的趋势引起了人们的广泛关注。快餐连锁店不断推出超大和特大份餐品，普通餐厅的菜肴分量也远远超出了普通人的正常食量。这种现象导致许多人对"合理分量"的概念变得模糊。其实我们并不需要吃掉那么多的食物。相反，少量而多样化的饮食是更好的选择。**一个值得遵循的原则是：永远不要吃得过饱，而是在感到70%～80%饱足时就停止进食。**这是因为过饱不仅会促进酵母菌生成，还会显著减慢消化过程。为了保持身体的"生态平衡"和消化系统的正常运作，我们应该在餐后留出20%～30%的胃部空间，以便消化液能更有效地工作，使身体能够更快速地恢复平衡，保持健康状态。

上述建议特别适用于那些倾向于摄入过多谷物（如面包和意大利面）的人群。这种复合碳水化合物能够快速被人体使用，因此建议对谷物的摄入要有所节制。若在食用一份谷物后仍觉得饥饿，可以选择增加一些蔬菜或豆类来满足食欲，以保持饮食的均衡与健康。

健康饮食，餐餐有道

健康的饮食习惯需要时间的投入。从挑选和购买新鲜食材，到采用健康的烹饪方式，每步都需要我们花费时间和精力。然而，令人遗憾的是，大多数人在食物准备上投入的时间日益减少。食品工业的发展带来了便利，但同时也带来了一些问题：即食餐品的供应量不断攀升，而我们也越来越倾向于选择快速且随意的餐饮方式。相较于坐下来静静享用一顿美味的晚餐，人们似乎更愿意选择油腻、过甜的小吃来满足口腹之欲。

养成健康饮食习惯的一些建议

（1）养成吃早餐的习惯。早餐对于补充身体能量至关重要，吃早餐不仅能激活新陈代谢，还能提升血糖水平。研究显示，与空腹工作的人相比，吃早餐的人注意力更集中，短期记忆力更强，且情绪状态更佳。早餐可以选择水果、烤面包或早餐谷物等富含碳水化合物的食物，它们更易被消化。

（2）避免晚餐过量、过于油腻或过晚。有证据表明，晚上摄入的能量更易转化为脂肪。此外，油腻的晚餐还会增加心脏病发作的风险，因为睡眠时血管中的有害脂肪可能引发血栓形成，这或许解释了为何许多心脏病发作都发生在清晨。

（3）提倡少量多餐。建议将每天的能量摄入分散到每顿中，包括一顿丰盛的早餐、简单的午餐和晚餐，以及上午和下午的健康零食。这种饮食方式有助于稳定血糖水平，减少饥饿感、情绪波动和注意力不集中等问题。晚餐最好在至少睡前2小时进行，以确保食物得到充分的消化。研究表明，将食物摄入分为5～7顿的人，能摄取更多的营养成分，且脂肪摄入量相对较低。

（4）提前规划饮食，避免随意进食。这样做有助于减少不健康食物的摄入。同时，确保手边始终备有足量的健康零食，无论是在家中还是在工作场所。

（5）每天食用300～450克新鲜水果和70～100克生蔬菜，并尽量多样化选择。购买和食用当地的有机蔬果，并随着季节变化进行调整。这样做不仅更经济，而且本地产品往往富含更多维生素。在条件允许的情况下，建议选择有机、新鲜、未加工的食物。若食用非有机食品，请务必彻底清洗，并去除叶菜类的外层。

（6）购买新鲜食物后应立即食用，而非大量采购后长时间冷藏，否则新鲜食物中的维生素会随时间流失。如果无法及时获取新鲜食物，可以选择冷冻食品作为替代。

（7）努力让蔬菜占据餐盘的80%，剩余的20%可以是动物蛋白（如鸡肉或鱼肉）、谷物或富含淀粉的蔬菜（如土豆）。

（8）重要的是要养成长期的健康饮食习惯。对偶尔的放纵无须过于担忧，享受食物是非常重要的，健康饮食不应成为一种负担。

TIPS

温度分区，食物分类：冰箱储存管理术

冰箱内部的温度分布并不均匀，因此我们需要根据食物的特性将它们存放在最适合的位置，以充分利用冰箱的储存空间。

❶ 蔬果最好存放在冰箱的蔬果抽屉里，那里的温度应维持在10℃。请注意，在过低的温度下，蔬果中的营养成分可能会被破坏。

❷ 冰箱中最冷的区域通常位于蔬果抽屉上方的底部架子，温度约为2℃。这里适合存放容易腐烂的食物，如肉类和鱼类等。

❸ 冰箱中部架子的温度大约5℃，是存放鸡蛋、奶制品以及标签上注明"开启后需冷藏"的产品的理想位置。

❹ 冰箱门内侧的温度范围在10～15℃，适合存放饮料、黄油、蛋黄酱和芥末等。

此外，还有以下几点实用的建议。

❶ 夏季时，应将冰箱的温度设定得比冬季更低一些。

❷ 避免在冰箱中过度堆放食物，以确保食物之间有足够的空气流通。

❸ 某些食物，如番茄、香蕉、南瓜、黄瓜、洋葱、青豆和大蒜等，不适宜存放在冰箱中。

健康饮食，不当苦行僧

健康饮食并不意味着强迫自己吃不合口味的食物。选择自己喜爱的健康食材，不仅能享受美食带来的乐趣，还能逐渐培养健康的饮食习惯。无须勉强，只需用心选择和品味，健康与美味便可兼得。

细嚼慢咽，品味每一口

在用餐时，请细嚼慢咽，尽情享受每一口的滋味。这样做不仅有助于食物的消化，还能减少消化问题。不必急于进食，慢慢享用，这样就能更好地感知并掌控自己的饥饿感。在坐下用餐之前和用餐过程中，请留给自己一些时间，聆听身体的需求。

TIPS

累了饿了？来点天然"充电宝"

在感到疲惫时，我们常常会受到诱惑去吃一些不健康的零食，比如饼干、巧克力和薯片等。为了更健康地满足口腹之欲，我们可以尝试以下天然且健康的小食。

❶ 新鲜水果：如香蕉、苹果、梨、柑橘、葡萄等。

❷ 原味米饼。

❸ 不加糖、不加盐的爆米花。

❹ 天然酸奶。

⑤ 新鲜蔬菜：如胡萝卜、芹菜、黄瓜等。

⑥ 不加糖、不加盐的坚果。

⑦ 未经过度加工的果干。

⑧ 不加糖的早餐谷物。

选对烹饪方法，留住营养

烹饪方法的选择对于保留食物的营养价值至关重要。不当的烹饪方式可能会极大降低食材的营养价值。以土豆为例，它原本富含膳食纤维和维生素C，但如果制作成炸薯条，就会变为高脂、低维生素的食品。对于蔬菜来说，长时间水煮会导致其中水溶性维生素的流失，因此建议蔬菜稍微蒸煮或者直接生吃。而对于肉类来说，与在平底锅中油煎相比，烤制或炖煮是更为健康的烹饪方式。对于大多数鱼类来说，水煮或清蒸能更好地保留其营养。

选用适当的厨房器具也能让烹饪过程更加健康，建议使用不锈钢或玻璃等材质的烹饪器具。在蒸煮时，可以选择可调节的金属蒸篮，它能适应各种锅具，让烹饪更加便捷。

孩童成长，营养先行

健康饮食的根基，对每个人而言都如同大地之于树木，不分性别、年龄。正如幼苗急需养分以茁壮成长，处于生长发育期的儿童和青少年的营养需求相较于成年人更为多样。他们需要更多的锌、钙、镁、生物素（维生素B$_1$）、必需脂肪酸，以及维生素A、维生素D和维生素B$_6$，犹如小树需要阳光、水分和肥沃的土壤。为满足这些额外的营养需求，家长应鼓励孩子多摄取蔬果，而不是过多摄入甜食、盐分超标的零食。**树立榜样，以身作则，是辅助孩子树立良好饮食习惯的最有效途径。**如果家长展现出活力四射的形象，拥有如丝绸般光滑的秀发、明亮的肤色和坚固的指甲，这将是最有效的教导，让孩子自发地追随你的脚步，从而培养出健康的饮食习惯。尽可能地在家用餐，亲手为孩子准备饭菜。在烹饪时，邀请孩子参与进来，共同享受动手的快乐和家庭聚餐的时光。

如何培养孩子的健康饮食习惯

☑ 在餐桌上始终放一瓶水，鼓励孩子多喝水。可以适量加入水果汁为水增添一些风味，尽量避免摆放碳酸饮料。

☑ 选择无糖的早餐谷物和酸奶，避免孩子过度食用甜食。为满足孩子对甜味的需求，可以提供果干、香蕉或大枣等作为健康零食。未加工的坚果也是一个不错的选择。

☑ 确保每顿饭都包含尽量多种类且美味的蔬菜，如彩椒、黄瓜、土豆或胡萝卜。这不仅可以增加餐点的吸引力，还可以提供营养。

☑ 每周至少摄入2~3次鱼类，以确保孩子获得充足的营养。鱼类是优质蛋白和ω-3脂肪酸的良好来源。

别"渴"着脑子

每天喝2升水是很有必要的。如果你觉得自己经常感到疲劳、提不起劲，或者难以集中注意力，这可能是因为你的身体急需补充水分。很多人在感到疲倦时会选择吃点甜食或喝杯咖啡来提神，但其实他们需要的可能仅仅是水。虽然咖啡因可以提神醒脑，但它并没有为身体提供任何营养价值，而且咖啡还具有利尿作用，可能会越喝越渴。

每天要喝足够的水。除此之外，我还推荐每天饮用3杯绿茶。

合理的能量与营养分配

一个人每天应该摄入多少能量？这取决于性别、体形、运动量以及是否想减肥。大多数成年人每天需要2000～3000千卡。女性和不常运动的人需要的能量较少，而男性和经常运动的人需要的能量较多。

关于如何在碳水化合物、脂肪和蛋白质之间进行能量分配，一直是营养学家和饮食专家争论不休的话题。**我的建议是：复合碳水化合物占50%～60%，优质脂肪占30%，优质蛋白占10%～20%[①]。**

碳水化合物 成年女性每天需要大约250克碳水化合物，成年男性则需要300～350克，其中大部分应该是低GI（GI低于55）的未精制、未加工的碳水化合物。尽量确保每一餐摄入低GI食物，如全谷物、豆类、蔬菜、某些水果。减少摄入精制面粉食物和糖制品，并增加蔬菜的摄入量。

脂肪 1克脂肪含有9千卡热量。如果你每天摄入2000千卡，可以从脂肪中摄取600千卡热量（约66克），并将饱和脂肪的摄入量限制在100千卡以内。少吃黄油、奶油、高脂肪奶酪，去掉家禽的皮和肉中的脂肪。限制食用含饱和脂肪酸和反式脂肪酸的产品，适当限制$\omega-6$脂肪酸的摄入量，增加$\omega-3$脂肪酸的摄入量，如多吃鱼、大豆、核桃和亚麻籽油等。

蛋白质 在每天摄取2000千卡的饮食中，应摄入50～100克蛋白质。肝脏或肾脏有问题的人，建议蛋白质摄入量占总能量的10%。如果患有过敏症或自身免疫性疾病，最好在2个月内减少蛋白质的摄入量，以观察症状是否缓解。可用植物蛋白（最好是大豆蛋白）代替部分动物蛋白。

---

① 根据《中国居民膳食指南（2022）》，碳水化合物提供总能量的50%～65%，脂肪占20%～30%，蛋白质占10%～15%。——编者注

尽量选择有机鸡肉，吃鸡肉前要去掉脂肪和鸡皮。尽量选择放养鸡产的有机鸡蛋。限制内脏的摄入量，并避免食用脑。可以用鱼代替部分肉食，食用海鲜时要确定海鲜的产地来自未受污染的水域。避免食用脂肪含量超过70%的奶酪。**还有一点很重要：不要额外摄入蛋白质补充剂。**

小贴士

别让运动白费：揭秘运动员的饮食秘籍

体育锻炼是必不可少的，运动得越多，身体越需要额外的能量来源。许多运动员会定期服用维生素和矿物质补充剂来提高他们的运动表现。但健康饮食仍是获取必要营养素的关键。

对于经常参加体育运动和进行高强度体育训练的人来说，在遵循一般营养规则的基础上可以增加碳水化合物的摄入量。要想取得好的运动表现，人体需要葡萄糖，而葡萄糖可以从复合碳水化合物（如土豆、豆类）和天然糖分中获得。

目前，营养学家建议运动员从复合碳水化合物中摄取高达2/3的能量。人体将复合碳水化合物中的葡萄糖以糖原的形式储存在肌肉和肝脏中。身体储存的糖原越多，越能持续地给运动员提供更多能量。

关于运动员的饮食，我的建议如下。

☑ 从蛋白质中获取10%～15%的能量，如豆类、家禽、红肉、鱼、奶酪、鸡蛋、种子。

☑ 从脂肪中获取20%～30%的能量，可以通过摄入富含脂肪的鱼、坚果和亚麻籽获取足够的ω-3脂肪酸。其余能量来自复合碳水化合物。

☑ 无论在运动前、运动中还是运动后，一定要多喝水。

☑ 如果运动是你生活方式的重要组成部分，建议你从长远考虑，始终坚持均衡、多样和健康的饮食。

如何选择安全的预制食品，避开有害添加剂

尽量只在紧急情况下食用预制食品，且购买前一定要阅读配料标签。如果购买预制食品，应选择冷冻、干制或玻璃瓶装产品，避免罐装食品，因为某些类型的塑料或铝箔可能会让有害化学物质渗入食物中。实际上，在某些情况下，冷冻蔬菜可能比已经放置了几天的蔬菜含有更多的营养物质。而

且，由于冷冻蔬菜通常已经部分预先煮熟，你只需要将其放入沸水中煮一会儿或蒸一下即可。

尤其要避免食用预炸食品（如各种炸丸子、炸虾或炸薯条等）。这些食品多经过高温的油炸制而成，这个过程可能会释放毒素。在家油炸食物时，千万不要让油温过高，甚至热到冒烟，并且用于炸制的油最多使用2次。

应尽量避免的添加剂

类型	产品	添加剂名称（E 编码）
人造色素	饮料、蛋糕、饼干、布丁、酱料、罐装蔬菜、熏鱼、加工肉制品、奶酪	E102、E104、E110、E120、E122、E123、E124、E127、E132、E133、E150、E151
防腐剂	汽水、糖果、罐装或瓶装酱料、腌菜、啤酒、加工水果制品（如果酱）、熟食肉类和一些奶酪	E210～E219、硝酸盐和亚硝酸盐（E249～E252）
抗氧化剂	油炸制品、葡萄干、酱汁和调味品（如蛋黄酱）、冰激凌、人造黄油、蛋糕、饼干、早餐谷物	BHA（丁基羟基茴香醚）、E320、BHT（二丁基羟基甲苯）、E321
增味剂	膨化食品、汤品、加工肉制品	E621、E622、E620

12 营养补充剂的是与非

　　越来越多的人因为"流行"开始服用矿物质和维生素等营养补充剂，但实际上他们并不清楚为什么要吃。这导致许多人摄入了错误的、不必要的、过量的或者搭配不当的补充剂。我建议从饮食中尽可能多地摄取维生素和矿物质，如果有必要或需要的话，可以服用一些营养补充剂。这也是传统营养学与正分子医学的区别：前者强调的是最低摄入量，而后者则希望通过更高的摄入量，恢复饮食平衡从而达到治疗作用。

　　如果你身体健康、饮食均衡、水分摄入充足并经常锻炼，就不太可能出现某些营养缺乏症。但现代生活方式中的许多因素，如压力、大量摄入抗生素、酒精、即食食品等，可能导致营养素在体内的流失或破坏，增加患营养缺乏症的风险。

　　所以，营养补充剂（包括片剂、粉末、胶囊、油等形式）成为当下的流行，但其效果往往被高估了。甚至很多维生素和矿物质补充剂都是劣质品，所含的营养成分不足，无法达到商家宣称的效果。

　　很多消费者过于依赖通过营养补充剂来改善健康或补充营养，而忽视了健康饮食和生活方式的重要性。事实上，营养补充剂的作用只是辅助性的，不能替代均衡的饮食和健康的生活习惯。

维生素的"交响乐"

　　维生素虽然是微量营养素，但人体的运作离不开它。维生素对启动酶的功能非常重要，而酶的催化作用又是身体活动必不可少的。

　　要了解维生素及其对人体健康的影响，就必须了解人体是如何工作的。人体是由80万亿～100万亿个细胞组成的复杂系统，这些细胞不断更新，每小时约有1万亿个细胞被更新替换，一天就是24万亿个细胞。一块硬币大小、厚度为1毫米的皮肤就包含了约300万个细胞、100厘米长的血管、500米长的神经、1300个神经元和100个汗腺。每个细胞都包含2000多个"发电厂"，即线粒体，它们内部包含着一系列的呼吸单位，这些呼吸单位通过氧化磷酸化过程产生能量，为细胞的正常运作提供动力。肝细胞中的线粒体数量众多，每个线粒体约有5000个呼吸单位，在心脏细胞中每个线粒体约有20000个呼吸单位。

人体中含有1600多种不同类型的蛋白质，由20多种氨基酸的不同数量和组合构成。酶是蛋白质的一种，每一种生化反应都依赖于特定的酶系统来引发和控制。每个细胞含有5万～100万个这样的酶系统，它们可以在一微秒内立即开始工作。

为了保持人体的活力，每个细胞都需要吸收和消化营养，清除废物，维持正常的生命活动、修复和提供其他基本功能。而实现这些功能，每个细胞都需要所有已知和未知的营养素。

食物中的营养素是高度协同、相互作用的复合体，能够发挥出更大的功效。协同作用意味着整体功能大于部分之和，各部分之间的关联使整体的功能和效率得以提升。

生态系统中协同作用的最佳例子就是自然生态系统，其中涉及各种生物及其环境之间的相互关系。在这种相互作用和底层联系中，生物体功能被最大化，从而保持了生态平衡。如果生态系统的任何部分受到干扰或破坏，都将影响整个系统。

维生素也是如此。维生素是一种极其复杂的有机物质，人体对它的需求比我们想象的要多，它是维持生命和新陈代谢过程所必需的，比如生长、修复、能量代谢。每种维生素都是由一组化学成分组合而成。如果把这组成分分割成单一的、不完整的部分，就几乎对细胞没有任何价值了，因为协同作用已经消失。

维生素的实际功效在于复合维生素的综合作用，这是它们发挥作用的唯一途径。20世纪90年代发现的数百种植物化学物为这一论点提供了支持，然而在营养复合物领域仍有许多未知领域等待探索。

每个人的身体对营养素的需求都是不同的。你身体需要的维生素A或维生素C量可能是你邻居的10倍。这种需求的差异仅体现在量上：每个人需要的营养素相同，但因环境和生活方式的不同，在需求量上会有所差异。

　　对于天然食物和天然营养补充剂（最好是有机的），人体具有选择性吸收的能力，可以自行吸收所需的营养素，同时排出不需要的部分。而对于人工合成的补充剂，人体则没有选择性。它必须以某种方式"处理"掉这些化学物质，否则就会面临失衡或其他健康问题。

　　因此，在使用营养补充剂时，无论是维生素、矿物质、氨基糖或其他成分，建议在医生或营养师的建议和基于血液分析的情况下使用。不要因为在书上看到或听别人说某种维生素对健康有益，就自行服用。此外，你还要区分预防剂量和治疗剂量。预防剂量较低，基本存在于食品中；治疗剂量可以起到治疗作用，剂量较高，通常无法从日常饮食中获得，只能通过处方和制剂来获得。

营养素协同作战，健康防线更牢固

　　无论是植物，还是动物（包括人类）都是由各种复杂的分子组成的，它们相互协作，共同发挥作用。生物能够从环境（如土壤、食物、阳光）中获取能量并将其转化为机体所需的形式，以维持自身的生存、生长、繁殖、修复等达到一种平衡的状态。

　　营养素往往也能协同发挥作用。几种氨基酸总是一起发挥作用。所有B族维生素作为一个整体发挥作用，并与其他营养素和辅酶协同作用。水溶性维生素与脂溶性维生素也会产生协同作用。例如，维生素C常与维生素A配合，并与维生素K协同发挥作用。维生素E总包裹着脂肪酸，保护其免受氧化损伤。

大自然会根据人体的需求将营养素结合在一起。如果你认为某种营养素有益，摄入得越多越好，然后以单独补充剂的形式摄入，这种做法是错误的。这会使身体摄入大量精制的、单独的营养素，而失去其原有的作用。这种做法在短期内可能有效，但从长远来看，可能会导致营养素失衡，甚至中毒。

只有当你摄入了全食物，比如新鲜蔬果、谷物、健康脂肪，但验血结果显示你仍然缺乏某些营养素时，我才会建议你服用营养补充剂。身体健康的人，血液中的维生素、氨基酸和矿物质水平在身体的自我调节下可以达到平衡。

功能性食品：营养新风尚，但需审慎对待

功能性食品在健康领域备受瞩目，宣称能够预防疾病与缓解症状。相较于普通食品，功能性食品能提供更多的益处，这主要得益于其中所含的高剂量特定营养素。例如，蓝莓中的花青素对心脏健康有益，并能维护泌尿道的正常功能。开菲尔（一种古老的发酵奶制品）富含益生菌，对于维护肠道健康大有裨益。大豆也是功能性食品中的佼佼者，它能有效降低胆固醇，并在预防癌症方面发挥着积极作用。

然而，值得注意的是，有些早餐谷物由于添加了大量叶酸，仅仅一碗的摄入量就能满足每日的叶酸推荐摄入量标准。而对于那些不喜欢喝牛奶的人来说，他们可以选择富含钙质的橙汁来确保足够的钙摄入。从本质上来看，功能性食品仅仅是一种额外的营养获取途径。

我认为，功能性食品的功能与价值在一定程度上被过度宣扬了。因此，在使用这些产品时需要格外小心，并仔细阅读产品标签。因为很多时候，这些功能性食品只是市场上的新热

点，其背后的科学研究尚未经过充分验证。此外，我们尚不清楚大剂量使用这些添加成分是否安全，以及它们可能与常规药物之间产生何种相互作用。

功能性食品的研究已经起步，而且也取得了显著进步。尽管如此，我们仍需保持理性思考，谨慎对待这一新兴的健康趋势。

天然与合成，维生素补充剂该如何选择

关于维生素补充剂，存在两大对立的观点。一种观点认为，合成的高纯度维生素（不含任何其他成分）才能发挥其最大功效。因为大多数生物化学家和营养学家都相信，天然维生素和合成维生素之间并无本质区别，人体无法区分。

而另一种观点认为，维生素由多种复杂物质组成，它们会产生协同作用，一旦将这一复杂体系分解，单独的部分将失去大部分甚至全部的营养价值和作用。遗憾的是，市场上出售的大部分维生素补充剂都是纯合成或半合成的，但其仍打着"天然"的标签销售。

抗坏血酸补充剂经常被标榜为"天然维生素C"，实际上它却是一种源自精制糖的合成产品。许多所谓天然的维生素、植物化合物等都是合成产品，仅含有少量提取物。

在众多维生素补充剂中，我特别推荐补充复合B族维生素、维生素E和维生素C。 接下来，我将解释原因。

复合B族维生素　　　通过服用复合B族维生素，可以确保摄入足够的叶酸。叶酸存在于绿叶蔬菜、豆类和水果中，但大多数西方人都缺乏叶酸。叶酸与维生素B_6和维生素B_{12}协同作用，调节同型半胱氨酸水平。同型半胱氨酸主要是在动物蛋白分解过程中形成的有毒

氨基酸。血液中同型半胱氨酸水平过高会增加心血管疾病、癌症等风险。如果人体摄入足够的叶酸、维生素B_6和维生素B_{12}，就能轻松清除过量的同型半胱氨酸。

我建议叶酸的每日摄入量是800微克。如果服用了400微克的复合B族维生素补充剂，那么其余部分可以通过食物摄入。如果肉类摄入过多，而新鲜蔬果摄入不足，那么服用叶酸补充剂就非常重要，特别是计划怀孕的女性。在孕早期和孕中期，叶酸的重要性不容忽视，缺乏叶酸可能增加胎儿神经管畸形的风险。

维生素B_{12}主要存在于动物类食物中。所以素食者可能会缺乏维生素B_{12}，从而导致贫血和神经损伤。

维生素E 维生素E是增强免疫系统的关键元素。它是一种强大的抗氧化剂，能防止细胞膜和细胞中的多不饱和脂肪酸氧化，从而降低患癌症的风险。富含油脂的种子和坚果、全谷物、绿叶蔬菜和蛋黄是维生素E的主要来源。尽管维生素E缺乏的情况较少，但为了保持健康状态、预防癌症，补充维生素E仍然是一个好选择。高剂量的维生素E对多种疾病都有预防作用，包括月经、心脏和血液方面问题。

天然维生素E（生育酚）包含α-生育酚、β-生育酚、γ-生育酚和δ-生育酚，而合成维生素E通常只含有α-生育酚。研究显示，γ-生育酚在抗癌方面可能比α-生育酚更有效。为了达到更好的抗氧化效果，建议每天补充400~800IU的维生素E（根据年龄调整剂量），且最好在含脂餐中服用，因为维生素E与脂肪一同摄入更易被吸收。同时，与硒一同服用效果更佳，二者可以协同增效。

维生素C 维生素C是一种强大的抗氧化剂，主要存在于蔬果中。由于人体不能储存维生素C，因此必须每天摄入。推荐每天至少摄入5份新鲜蔬果，或额外补充250毫克天然维生素C。避免使用可能引起胃肠问题和长期健康风险的合成维生素C。

维生素D₃

维生素D_3不仅与钙的吸收和骨骼健康相关，还涉及免疫系统和肌肉功能。阳光是维生素D_3的主要来源，黄油、蛋黄和强化牛奶等食物中也含有这种维生素。维生素D缺乏相当普遍，尤其是老年人、孕妇，这部分人群也是骨质疏松症的高危人群。建议每天补充800IU或更高剂量的维生素D_3。在比利时，"孩子与家庭"（Kind & Gezin）组织于2013年推出了一项指南，要求每天为6岁以下的儿童额外补充400IU的维生素D_3。我自己每周会服用24000IU的维生素D_3。

维生素A

维生素A对眼睛、皮肤等器官至关重要。食物来源包括鱼油、动物肝脏、蛋黄和奶制品。维生素A摄入过量可能会中毒，但人体能够根据需要将β-胡萝卜素转化为维生素A。对于吸烟者，建议避免使用β-胡萝卜素补充剂，因为烟草中的成分可能使其转化为致癌物质。

维生素K

维生素K在凝血和骨骼健康中起关键作用。缺乏这种维生素可能导致出血问题。维生素K有两种形式：维生素K_1（叶绿醌）和维生素K_2（甲萘醌），分别来自植物和动物。维生素K_2在维持骨骼健康和预防心血管疾病方面尤为重要。为了确保足够的维生素K摄入量，建议食用绿叶蔬菜、奶酪和纳豆等富含维生素K的食物。

抗氧化剂和植物化学物

为了守护身体的健康防线，健康领域推出了许多备受瞩目的产品。抗氧化剂是功能性食品中的重要组成部分，它们的作用类似于坚果的外壳或香蕉皮，能够阻止或减缓食物的氧化和变质过程。研究发现，自由基损伤可能是组织损伤的结果，而不是原因。当组织受伤时，受损或死亡的细胞需要被清除，以便组织能够恢复正常。自由基在这个过程中会发挥作用，帮助清除受损的细胞。例如，当苹果被切开后，会氧化变成棕色，这也是为了分解受损的组织。抗氧化剂能够阻止早期或过度的氧化，例如生育酚能够保护食物和人体中维生素E复合物的功能成分。然而，生育酚并不是维生素E复合物本身，只是其中的一小部分。

20世纪90年代，研究人员在食物中发现了数百种植物化学物。研究表明，这些物质具有阻止或抑制癌细胞形成的潜力。此外，它们还被认为具有保护心脏和眼部健康等特性。目前，已经鉴定出数千种植物化学物，其中进行了深入研究的植物化学物具有相关辅助治疗作用。

预防性补充剂推荐量

- ☑ 维生素C：每天2次，每次摄入250毫克的天然维生素C。
- ☑ 维生素D_3：每天摄入400～800IU（取决于日照情况）。如果缺乏阳光照射，则每天至少需要摄入1000IU的维生素D_3。
- ☑ 维生素E：每天摄入400～800IU含有混合生育酚的天然维生素E。
- ☑ 硒：每天摄入100～200微克。建议与维生素E一同服用，但每日摄入量不应超过400微克。
- ☑ 硫辛酸：每天摄入100毫克。
- ☑ EPA和DHA：每天摄入500～1000毫克。建议选择高浓度、药物纯度的鱼油胶囊。对于含有75%～95% ω-3脂肪酸的高浓度补充剂，每天只需服用1粒。

矿物质补充剂：吃出来的健康，还是补出来的风险

矿物质补充剂的来源多种多样，既有天然的也有非天然的。一些钙补充剂源自牡蛎壳或碳酸钙（石灰石），这些虽然来自自然，但并不属于"食物"范畴。还有些矿物质补充剂是合成的，如柠檬酸钙、甘氨酸镁。无机矿物质成分如硫酸盐（如硫酸铁）和氧化物（如氧化镁）的吸收效果较差，而乳酸钙更容易被吸收，其通过发酵蔗糖或乳清产生的乳酸中和而制成。

现在许多人都在服用矿物质补充剂，但无论是单独还是复合形式的，并

非总是安全的。矿物质最好通过食物摄入，特别是生食。因为在加工食物的过程中，矿物质会转化为无机形式，导致细胞对其吸收减少。

> ☑ 镁补充剂通常在剂量较大（500~1000毫克）时具有良好的效果。镁的天然食物来源包括海带、牡蛎、深色叶菜、谷物和坚果等，其对心脏、骨骼和肌肉、肺和神经系统都有益处。从食物中摄取过量的镁是不可能的。
>
> ☑ 钙补充剂的摄入可能会阻碍铁的吸收并导致铁缺乏。摄入过多钙的人不仅可能缺铁，还可能缺乏镁和锰，同时与蛋白质的结合也可能受到影响。
>
> ☑ 高剂量的锰（每天超过10毫克）可能导致锌缺乏。
>
> ☑ 高剂量的铁可能会阻碍锌的吸收。因此，在额外摄入铁时，最好同时摄入锌。铁过量和铁缺乏同样是个大问题，因为许多人除了服用铁补充剂外，还食用了含有铁的强化食品。铁过量会使肝脏、心脏和其他器官负担过重，也会影响免疫系统。

让饮食回归简单，健康就在餐盘中

我们生活在一个过度饮食的社会，但与此同时，营养不良的问题也普遍存在。

消费者逐渐意识到自己所处的环境，并在饮食方面变得更加"挑剔"。如果每个人都重视健康和疾病预防，这将显著提高我们的生活质量。

现在是时候回归自然了，回到几个世纪以来大自然一直在试图教导我们的方式。维生素补充剂行业正在如火如荼地发展，但我坚信这只是一个过渡阶段，最终每个人都会认识到健康源泉在于天然和有机产品。真正的食物，而不是瓶子里的药物，才是保持健康的正确方式。

所以，尽可能地从食物中获取营养素。只有当你拥有健康、天然、平衡的饮食，但血液检查显示你仍然缺乏某些必需的维生素或矿物质时，才应考虑服用补充剂。

第三部分

文明疾病和如何通过天然食物治愈

① 吃出健康，远离癌症

癌症在一定程度上具有遗传性。然而，遗传的并非癌症本身，而是患病的倾向。除了遗传因素外，还有很多其他风险因素会使癌症发展，好在这些因素在很大程度上是可以控制的。与许多人的认识不同，癌症并非随机发生，也并非不可避免。与心血管疾病类似，癌症需要满足一定的条件才会发生。这一规律适用于大多数类型的癌症，包括乳腺癌、食管癌、肝癌、肺癌和前列腺癌等。在可以控制的因素中，最重要的是饮食。越来越多的证据表明，癌症的发生在很大程度上与饮食有关。特别是脂肪、动物蛋白、精制糖的摄入量高，而膳食纤维的摄入量低，这些因素都可能促进癌症的发生。你的免疫系统越强大，身体就越能抵抗癌症。免疫系统的有效运作需要营养支持，而日常生活中的压力、咖啡和酒精的摄入、吸烟以及生活在污染空气中，都可能增加免疫系统对某些营养素的需求。保持免疫系统正常工作的最佳方法是食用各种新鲜和未经加工的食物。尽量从日常饮食中获取增强免疫系统的营养素，必要时可以通过营养补充剂来补充。

抗氧防癌，守护健康

抗氧化剂是增强免疫系统并帮助其对抗细菌和病毒的重要营养素。自由基是不稳定的分子，它们可能导致癌症、动脉损伤、衰老和炎症。不健康的饮食、吸烟、疾病、曝露在烈日下或污染空气中等因素都可能刺激自由基的产生和氧化。身体通过产生具有抗氧化作用的酶来保护自己免受自由基的伤害。这些抗氧化剂有助于对抗自由基的有害反应。还有一些抗氧化剂是身体无法自行产生的，因此必须从食物中摄入，如β-胡萝卜素、维生素C、维生素E、硒、铜和锌等。

有观点认为，饮食中富含抗氧化剂的人患癌症的可能性较小。尽管癌症有多种不同的形式，但本质上可以归结为细胞的异常增长，其过程都始于细胞开始突变并无序增殖。如果我们不采取措施阻止这种不受控制的生长，癌细胞将攻击健康细胞，剥夺健康细胞所需的营养物质。从这个意义上说，癌症会导致细胞"饿死"。

抗氧化剂可以通过多种方式增强对癌症的抵抗力。它们可以减缓自由基对DNA的损害，从而防止细胞突变并无序增殖。强大的抗氧化防御机制或一组协同发挥作用的抗氧化剂可以在自由基攻击DNA之前就对抗其攻击。此外，抗氧化剂不仅可以增强免疫系统，还可以确保免疫系统能够消灭癌细胞。因此，高剂量的维生素C和维生素E摄入与某些癌症类型的发病率降低有关。随着年龄的增长，我们体内的自由基清除剂如谷胱甘肽和辅酶Q_{10}的产生逐渐减少，免疫系统也变得越来越弱，这增加了患癌风险。而增加抗氧化剂的摄入量可以重新激活免疫功能。

抗氧化剂还可以激活或抑制调节细胞生长的基因。每个细胞都受基因的控制，这些基因可以精确地告诉细胞何时做什么以及何时停止。但为了让这些基因能够向细胞传递信息，它们必须被激活。自由基和致癌物质可能会对基因产生不良影响，导致基因突变。而抗氧化剂可以使这些有害基因不表达或降低表达活性。在我看来，新一代癌症治疗方法的未来就在于能够利用抗氧化剂的力量从根本上控制癌症。

前列腺癌：饮食的抗癌力量

前列腺癌是目前西方非常常见的癌症。研究显示，前列腺癌的发生与男性的饮食习惯密切相关。例如，前列腺癌在美国和欧洲国家尤为普遍，而在日本、中国等其他亚洲国家则相对较少。其中一个原因可能是饮食的差异：西方饮食富含高蛋白和动物脂肪，而膳食纤维含量低；亚洲饮食则更注重植物性食物，尤其是大豆制品。

除了大豆制品外，多数蔬果也被证实对预防前列腺癌具有保护作用。一项美国研究发现，每天摄入4份蔬菜的男性，相较于只摄入2份的男性，患前列腺癌的风险降低了35%。此外，2001年《柳叶刀》杂志上发表的一项研究指出，每周大量摄入富含ω-3脂肪酸的鱼类，如三文鱼、鳟鱼和沙丁鱼，男性患前列腺癌的可能性降至原来的1/3。

番茄红素这一抗氧化剂在预防前列腺癌上备受瞩目。它属于类胡萝卜素，是一种天然着色剂，使番茄呈红色。越来越多的研究表明，番茄红素对前列腺癌有预防作用。甚至有研究发现，已经被诊断患有前列腺癌的男性摄入番茄红素后，疾病的进展得到了控制。位于美国底特律的卡马诺斯癌症研究所进行了一项临床试验，让即将接受手术的前列腺癌患者每天摄入30毫克的番茄红素。结果显示，治疗组患者的肿瘤较小，且显示出明显的退缩迹象，恶性特征也有所减少。

尽管某些食物有助于降低前列腺癌风险，但另一些食物可能适得其反。富含动物脂肪的食物，尤其是奶制品，可能会增加患前列腺癌的风险。有研究表明，奶制品消费量增加与前列腺癌风险上升50%相关。2000年的一项研究显示，每天吃2份奶制品的男性患前列腺癌的风险增加了40%以上。

降低前列腺癌风险

☑ 多食用番茄，尤其是经过热加工的番茄，因为这样可以更好地吸收番茄红素。建议每天至少摄入相当于5~10毫克番茄红素的番茄。

☑ 每天至少吃5份蔬果。

☑ 每周至少食用2~3次富含ω-3脂肪酸的鱼。

☑ 摄入200~300微克的硒补充剂。硒的天然来源包括坚果、小麦胚芽、蘑菇。

☑ 减少奶及奶制品的摄入，可以用大豆制品如豆浆、豆腐等替代牛奶及奶制品。

☑ 总体减少动物脂肪的摄入。

☑ 每天摄入400IU的维生素E补充剂。

前列腺癌的早期诊断非常重要。通过PCA3（前列腺癌基因3）测试，前列腺癌的检测变得更加便捷。PCA3测试是一种新的基因测试，它并不是替代前列腺特异性抗原（PSA）的测定，而是诊断前列腺癌的额外手段，特别适用于PSA值为2.5～10ng/mL的男性。建议50岁以上的男性每年进行一次PCA3测试以及常规的直肠检查。

植物雌激素对预防乳腺癌的重要作用

乳腺癌是全球女性死亡的主要原因之一。每8名女性中就有1名在一生中会患此病，在欧洲国家中，比利时的乳腺癌病例数尤为突出。关于乳腺癌存在一个普遍的误区，即乳腺癌主要受遗传因素的影响，非遗传家族背景的女性面临的风险较小。实际上，情况并非如此。根据《预防乳腺癌》作者罗斯·佩尔顿（Ross Pelton）博士的观点，乳腺癌病例中大部分是由不健康的饮食习惯和生活方式，以及尚未明确的因素所致，仅有5%的病例是由遗传因素引起的。

自我检查和乳腺X射线是发现乳房肿块的常用手段，但有些结节在筛查后4年仍未被发现。如今，更先进、更安全的成像技术，如磁共振成像（MRI），能够更准确地定位恶性肿瘤。

美国国家癌症研究所认识到健康饮食在预防特定癌症，包括乳腺癌方面的重要性。根据美国癌症协会和美国国家癌症研究所的研究，通过调整饮食和生活方式，可以将患乳腺癌的风险降低33%～50%。

这些机构的研究主要基于一个发现：某些蔬果和谷物中含有强大的抗癌物质——植物化学物。这些天然存在的、无毒的植物化学物对预防乳腺癌发挥着关键作用。

植物雌激素就是其中的一种。它主要分为两类：异黄酮和木酚素。异黄酮主要存在于大豆中，其他一些蔬菜和豆类中也含有较小比例的异黄酮。亚洲女性更年期潮热、骨质疏松症、心血管疾病和乳腺癌的发病率明显低于欧洲和北美洲。这种差异最初被认为是由于欧美女性摄入的动物脂肪较多，膳食纤维（来自蔬果）的摄入较少。然而，现在的研究表明，这些保护性物质实际上是植物雌激素。大豆是含有高浓度植物雌激素的唯一植物，流行病学研究显示，大豆摄入量与激素相关癌症的发生率成负相关。

在亚洲，新鲜的大豆是一种基本食物，可以煮熟后带壳食用（即毛豆），也可以制成豆浆、豆腐或作为其他仿制肉类产品的基础。相比之下，西方国家的饮食中较少包含大豆制品和其他富含植物化学物的食物，如豆类和全谷物。

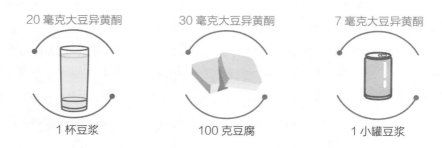

因此，我建议所有女性在日常饮食中将部分动物性蛋白质替换为大豆制品。这样做不仅有助于减少饱和脂肪酸的摄入，同时还可以增加 ω-3 脂肪酸、膳食纤维和植物化学物（如大豆异黄酮）的摄入。

医学界建议每日大豆异黄酮的摄入量为45毫克。而无须食用大量豆制品即可获得足够的大豆异黄酮：一杯豆浆含有20毫克的大豆异黄酮，100克豆腐含有30毫克的大豆异黄酮，一小罐豆浆含有7毫克的大豆异黄酮。

20 毫克大豆异黄酮	30 毫克大豆异黄酮	7 毫克大豆异黄酮
1 杯豆浆	100 克豆腐	1 小罐豆浆

尽管大豆制品有益于健康，我们也需要注意一些潜在的问题。大豆含有大量的蛋白质和膳食纤维，因此可能会引发某些人的过敏反应。此外，市面上的一些大豆可能是转基因产品。

如果你发现摄入大豆制品后出现消化不良、胀气等，那么最好避免摄入这类大豆制品。对于不习惯食用大豆制品的人来说，建议逐渐将其加入饮食中，而不是突然大量增加。你可以从一小把毛豆开始，将毛豆在盐水中煮约10分钟后作为零食食用。然后，你可以尝试豆浆或豆腐，并逐渐增加摄入量，这样可以提高你对大豆制品的耐受性。如果你不想食用大豆制品，或者由于某种原因无法耐受，你仍然可以选择仅大豆异黄酮补充剂，或者选择富含木酚素的补充剂。

在植物雌激素的研究中，人们发现与大豆异黄酮相比，较为不常见的木酚素更有助于预防乳腺癌。木酚素的主要来源是亚麻籽。有一项研究发现在70种常见食品中，亚麻籽产生的肠内酯和肠二醇（木酚素的前体）比其他食物多出75～800倍。

那么，为什么木酚素如此特殊？这是因为某些木酚素的结构与天然雌激素非常相似，所以它们可以"模拟"雌激素的作用。当人体摄入木酚素时，它们会转化为与雌激素竞争，与雌激素受体结合的成分。因此，体内多余的雌激素会通过尿液、粪便和其他体液排出。雌激素水平的增加是乳腺癌的主要风险因素之一。研究表明，通过摄入木酚素补充剂，可以抑制雌激素的产生。

除此之外，大量研究表明，木酚素是一种强大的抗癌剂。从多项研究中得出结论：遵循富含木酚素的饮食、素食或宏观生态饮食的女性患乳腺癌的概率特别低。当乳腺癌患者与未患乳腺癌女性进行比较时，发现两组女性之间唯一的主要区别是未患乳腺癌女性血液中木酚素的浓度更高。研究人员在调查了所有可能的乳腺癌原因和风险因素后得出结论，低木酚素水平是乳腺癌的最大风险因素。多伦多大学的莉莲·汤普森（Lilian Thompson）博士是癌症领域的专家，也是世界上癌症预防领域的主要权威之一。她认为，摄入木酚素对预防癌症具有重要意义，并认为这是迄今为止癌症防治领域最重要的突破之一。

定期摄入木酚素不仅可以显著降低患乳腺癌的风险，还有助于防止癌细胞的进一步扩散。汤普森博士的研究还发现，亚麻籽不仅有助于预防乳腺癌，而且在发现肿瘤后的13周内开始使用亚麻籽油补充剂，可以使肿瘤缩小，防止产生新的肿瘤和肿瘤转移。这一结果归功于木酚素能够清除体内的外源性雌激素。

所以，摄入富含木酚素的亚麻籽油补充剂不仅可以显著降低患乳腺癌的风险，还对与激素相关的问题有多种其他有益作用。

☑ 减少潮热和胀气症状，减轻乳房敏感（特别是在经前期）。

☑ 调节月经周期。

☑ 改善皮肤的质地和外观。

☑ 使指甲更坚硬。

☑ 使头发更有光泽。

☑ 减少对不健康和油腻食物的渴望。

基于以上结论，我们有充分的理由相信木酚素是一种非常有益的营养物质，并且应该在日常饮食中增加其摄入量。

木酚素的作用

☑ 木酚素具有抗雌激素作用，并有助于将多余的雌激素排出体外。

☑ 木酚素可以抑制激素分泌细胞的生长和分裂。

☑ 木酚素是一种强大的抗氧化剂。

☑ 木酚素抑制5α-还原酶，该酶可将睾酮转化为5α-二氢睾酮（5α-DHT）从而增加患前列腺癌的风险。

☑ 木酚素抑制将睾酮转化为雄烯二酮的酶，其与卵巢癌有关。

☑ 木酚素具有抗病毒、抗细菌和抗真菌作用。

☑ 木酚素是各年龄段女性不可或缺的营养补充品。

    ○ 对于青春期前的女孩，木酚素可以推迟月经初潮。

    ○ 对于青少年女孩和年轻女性，木酚素可以调节月经周期，并缓解典型的月经症状（如乳房敏感、经前期综合征等）。

    ○ 对于绝经前的女性，通过补充异黄酮和木酚素，并多食用大豆制品、西蓝花等十字花科蔬菜，可以降低患乳腺癌的风险。

    ○ 对于绝经后的女性，补充木酚素是降低乳腺癌发病率的重要选择。

富含植物雌激素的食物

紫苜蓿	梨	大豆及其制品	苹果
小麦胚芽	芦笋	南瓜	洋葱
红三叶草	茴香	西蓝花	黑麦
亚麻籽	豌豆	鼠尾草	山药
大麦	樱桃	胡萝卜	石榴
大蒜	海藻	谷物	羽衣甘蓝
土豆	柿子椒	玉米	甘草
燕麦	黑芝麻	葵花子	橄榄油

如何选择对身体有益的脂肪

过去，人们普遍认为摄入过多脂肪是心血管疾病和癌症的主要原因。然而，随着研究的深入，人们逐渐认识到脂肪的种类和比例比数量更为重要。在这方面，希腊人、意大利人以及以色列人的饮食习惯为我们提供了宝贵的启示。

地中海饮食强调全谷物、蔬果、水产品、橄榄油等的摄入，同时限制肉类和奶制品的摄入。希腊女性每天的脂肪摄入量占比与欧洲其他地区相当（约占总能量的40%左右）。然而，希腊的乳腺癌发病率却明显低于北欧国家，这主要归功于希腊人摄入了更多的蔬果和健康油脂。同样，在意大利南部，女性患乳腺癌的风险也较低，这与她们的饮食中避免摄入饱和脂肪酸有关。

相比之下，以色列是世界上多不饱和脂肪酸和饱和脂肪酸摄入量最高的国家之一，他们的多不饱和脂肪酸摄入量居世界前列，其中ω-6脂肪酸（主要源自精炼植物油）的摄入量比美国高8%，比大多数欧洲国家高10%~12%。因此，以色列人患心血管疾病、糖尿病和肥胖的比例极高，癌症发病率也高于其他地区，女性患癌死亡率高于平均水平。

正如本书其他部分所提到的，选择正确的脂肪至关重要。特别是从预防癌症的角度来看，在日常饮食中摄入足够的ω-3脂肪酸至关重要。

亚麻酸与鱼油在女性健康中的作用

亚麻酸为女性提供了双重保障：一方面，它提供了丰富的ω-3脂肪酸；另一方面，其含有的木酚素具有预防癌症的功效。除了亚麻酸，富含脂肪的鱼类（如三文鱼、金枪鱼、沙丁鱼、鲲鱼）也是ω-3脂肪酸EPA和DHA的良好来源。因此，除了饮食摄入外，可以定期摄入鱼油。**我建议女性每天摄入适量的ALA（α-亚麻酸）和2克纯EPA。**

对癌症的影响	ω-6 脂肪酸	ω-3 脂肪酸
癌细胞的生长速度	促进（负面影响）	减少（正面影响）
肿瘤的产生	促进（负面影响）	减少（正面影响）
肿瘤的生长速度	促进（负面影响）	减少（正面影响）
肿瘤的扩散	促进（负面影响）	减少（正面影响）
体重减轻	未知	减少（正面影响）
化疗	未知	改善（正面影响）
术后恢复	未知	改善（正面影响）

> **TIPS**
>
> ### 如何选购、食用及保存亚麻酸
>
> 在选购时，请注意产品的生产日期和保质期。α-亚麻酸容易受热和光氧化，所以应存放在阴凉处，其保质期通常不超过6个月。而且，这种油不适合用于烹饪，只能作为冷食使用。

防癌，从每一口开始

多年来，科学家们提出了数百种抗癌饮食方案。其中大多数饮食方案非常单一且严格，往往难以坚持，而且并不一定有效。尽管如此，正确的饮食习惯仍然至关重要。

预防癌症的饮食建议：健康、均衡、人性化

总体原则

☑ 限制脂肪摄入量，确保每天摄入的脂肪不超过总能量摄入的25%。

☑ 尽量减少ω-6脂肪酸的摄入，避免过多食用动物脂肪、植物油和氢化油（如人造黄油、低脂黄油、半人造黄油）。

☑ 选择更健康的单不饱和脂肪酸，如橄榄油作为脂肪来源。

☑ 用富含ω-3脂肪酸（EPA和DHA）的含脂肪鱼类（如三文鱼、沙丁鱼、鲭鱼、凤尾鱼）代替肉类。

☑ 尽可能食用有机食品。

☑ 增加新鲜蔬果的摄入量，因为它们富含抗氧化剂和植物化学物，有助于预防癌症。

☑ 避免加工食品，同时尽量减少生活中曝露在化学物质中，以减轻免疫系统的负担。

☑ 限制腌制品和烟熏食品的摄入，特别是动物来源的，因为这些食品可能含有致癌物质。

☑ 避免在明火上烧烤肉类和其他蛋白质食物，以减少致癌物质的摄入。

☑ 增加膳食纤维的摄入量。

☑ 适量多吃洋葱和大蒜。

☑ 食用香菇、金针菇、平菇和杏鲍菇等具有抗癌作用的食物。

☑ 多喝纯净水，定期饮用绿茶。

针对女性而言

☑ 对于处于更年期前的女性，建议摄入大豆制品（如豆腐），其中的植物雌激素有助于降低乳腺癌风险。

☑ 定期食用圆白菜、羽衣甘蓝、西蓝花、抱子甘蓝、菜花等蔬菜，它们具有抗雌激素的作用。

☑ 避免饮酒，因为酒精可能刺激雌激素的产生。

☑ 每日摄入足够的ω-3脂肪酸（EPA+DHA）。

☑ 优先选择有机产品。限制非有机肉类、家禽、蛋类和奶制品的摄入，以减少激素残留物的摄入。

针对不同类型癌症的应对策略

在预防癌症的过程中，增加新鲜蔬果的摄入量是一种被广泛认可的方法。这些天然食物不仅有助于降低患各种癌症的风险，而且某些蔬果在预防特定类型的癌症方面可能更具针对性。

因此，如果你了解自己由于某些特定因素更容易罹患某种癌症，可以通过增加以下植物性食物的摄入量来加强防护。

癌症	建议摄入的水果或蔬菜
食管癌	绿茶、芦笋、蘑菇、坚果
前列腺癌	番茄、大豆及其制品、水果
乳腺癌	芦笋、蘑菇、坚果、亚麻籽、大豆及其制品、绿茶、番茄
肺癌	苹果、黄色和橙色蔬果、十字花科蔬菜（如菜花、抱子甘蓝、西蓝花）、绿茶、坚果
喉癌	所有蔬果
胃癌	豆类、绿茶、黄色和橙色蔬菜
胰腺癌	所有蔬果、豆类
结直肠癌	苹果、孜然、姜黄、大蒜、番茄、豆类

癌症	建议摄入的水果或蔬菜
膀胱癌	绿茶和黑茶、柑橘类水果、孜然、大蒜
子宫癌	番茄
肝癌	绿茶和黑茶、芦荟、蘑菇、坚果、所有水果
皮肤癌	绿茶

关键抗氧化剂全解析：守护健康的"利剑"

虽然我一直强调从食物中摄取营养素的优先性，但我依然会选择服用一些抗氧化剂的补充剂。这主要基于两个原因：一是，现代食品中的天然抗氧化剂含量不足；二是，科学研究已经证实，这些抗氧化剂能够降低患癌风险。

然而，在服用补充剂时，有两点需要特别注意：选择优质的补充剂和正确的剂量。此外，为了获得最佳效果，应选择能够协同作用的抗氧化剂组合。单一的抗氧化剂可能效果有限，但多个抗氧化剂协同作用，能更有效地增强身体对癌症的抵抗力。

以下是我推荐的抗氧化剂，必要时可以作为补充剂服用。

维生素E　　维生素E是重要的脂溶性抗氧化剂之一。根据《美国国家癌症研究所杂志》的研究，每天至少摄入50毫克维生素E的男性，患前列腺癌的可能性降低了32%，患病者的死亡风险也降低了42%。

研究显示，维生素E有助于减缓阿尔茨海默病患者的智力衰退。尽管该疾病的确切病因仍不清楚，但自由基在其发展过程中可能起着关键作用。多项研究指出，维生素E能够减缓大脑脂质的氧化过程。另外，有迹象表明，维生素E能够保护身体免受空气污染的伤害，并有助于减缓动脉粥样硬化的进程。

富含维生素E的食物包括小麦胚芽油、葵花子、榛子、杏仁、松子、红薯、牛油果、麦片和菠菜。作为补充剂，我建议每日摄入量为400IU。

D-γ-生育酚

D-γ-生育酚是维生素E的一种天然形式，主要存在于小麦胚芽油、葵花子油、玉米油和大豆油中。然而，这些油品在加工过程中，维生素E的含量会大幅度减少，导致饮食中缺乏这种天然形式的维生素E。精制过程中，油中的天然维生素E被去除，这导致本应富含天然D-γ-生育酚的食品，如黄油、沙拉酱和各种炸食，制作或生产过程中使用的是不含维生素E的精制油。为了弥补维生素E的不足，一些食品生产商会在薯片中添加廉价的合成DL-α-生育酚。

研究表明，D-γ-生育酚在体内发挥着重要作用，能够阻止引发炎症和癌症的生物化学过程。研究表明，吸烟者、心血管疾病或艾滋病患者可能缺乏D-γ-生育酚。这种缺乏可能导致身体无法抵抗某些感染和炎症，从而使病情恶化。

对于吸烟者来说，D-γ-生育酚的缺乏可能具有严重后果。一项针对南太平洋库克群岛和斐济群岛居民的研究发现，尽管这两个群体的吸烟习惯相似，但斐济人的饮食中D-γ-生育酚的含量要高得多，D-γ-生育酚水平是库克群岛的2倍，而他们患肺癌的人数仅为库克群岛人的1/10。吸烟本身也会降低D-γ-生育酚的水平，而在戒烟后，D-γ-生育酚水平将开始恢复。

此外，D-γ-生育酚还显示出预防肺癌的作用。烟草中含有大量二氧化氮，这是一种可能具有高度致癌作用的物质。天然D-γ-生育酚能够与二氧化氮反应，从而防止其转变为致癌物质。

谷胱甘肽

谷胱甘肽是在体内合成的一种至关重要的水溶性抗氧化剂。它在整个抗氧化剂网络中发挥着核心作用，可回收氧化形式的维生素C，从而恢复其抗氧化能力。

谷胱甘肽具有多重功能：参与解毒过程，如在摄入有毒药物或肺部受到空气污染时保护身体；由于肝脏中含有大量的谷胱甘肽，其对于维持健康的肝功能也至关重要。此外，谷胱甘肽还能增强免疫系统功能，并在氨基酸（蛋白质的构成）的累积和运输中发挥作用。

谷胱甘肽由半胱氨酸、谷氨酸和甘氨酸组成，所以要提高谷胱甘肽水平，可以增加摄入富含这3种氨基酸的食物。谷胱甘肽在蔬果和新鲜肉类中的含量相当高，但在消化过程中部分谷胱甘肽会被分解。因此，维持高水平谷胱甘肽的最简单和最佳方法是摄入含有谷胱甘肽组成部分的食物。

需要注意的是，应避免摄入那些会降低谷胱甘肽水平的物质，如加工食品（如含亚硝酸盐或硝酸盐的熟食）、酒精以及大量药物（主要是止痛药），并避免吸烟。

在体内，谷胱甘肽以两种形式存在：还原形式和氧化形式。处于健康状态下，超过90%的谷胱甘肽发挥抗氧化剂的作用。然而，在生病或处于压力的状态下，谷胱甘肽水平会降低，从而增加患病风险。在这样的情况下，通过正确饮食保持高谷胱甘肽水平尤为重要。

辅酶Q_{10}　　长期以来，医学界一直高度认可辅酶Q_{10}在治疗某些疾病方面的价值。直到最近，辅酶Q_{10}才开始受到媒体和公众的广泛关注。辅酶Q_{10}并非万能药，但它是整个抗氧化剂网络中的重要组成部分。

研究人员发现，辅酶Q_{10}与其他疗法结合治疗晚期乳腺癌取得了显著成效。此外，辅酶Q_{10}还有助于恢复脑细胞活力，并可以预防或改善帕金森病和阿尔茨海默病等老年病。日本和美国的医生已经开始使用辅酶Q_{10}治疗和预防心脏病。

辅酶Q_{10}对于人体所需能量的产生至关重要。因此，辅酶Q_{10}可以被视为使身体保持运转的"燃料"。辅酶Q_{10}存在于所有细胞中，尤其在心脏、大脑、肾脏和肝脏的线粒体中含量较高，这些器官在人体中工作最繁重。

辅酶Q_{10}具有两个核心功能：一是，它可以促进细胞内能量的产生，并作为脂溶性抗氧化剂发挥作用。细胞在产生能量的同时也会产生自由基，而辅酶Q_{10}在促进能量产生的同时还能抑制有害自由基的形成。二是，辅酶Q_{10}还具有将氧化的维生素E还原并使其重新发挥作用的能力。维生素E是人体内最强大的脂溶性抗氧化剂之一。

随着年龄的增长，辅酶Q_{10}的水平会下降。虽然食物中含有辅酶Q_{10}，如三文鱼、动物肝脏等，但仅通过饮食摄入足够的辅酶Q_{10}几乎是不可能的，特别是对于40岁以上的人群。因此，我建议每天补充50～100毫克的辅酶Q_{10}。对于心血管疾病患者，建议每天服用100～300毫克的辅酶Q_{10}补充剂。

在体内，辅酶Q_{10}以两种可互换的形式存在：泛醌（氧化的辅酶Q_{10}）和泛醇（还原的辅酶Q_{10}）。超过90%的辅酶Q_{10}为泛醇形式，这在预防动脉粥样硬化方面具有重要意义。泛醇能使有害的低密度脂蛋白胆固醇变得不那么黏稠，从而防止其沉积在血管壁上。

随着年龄的增长，体内将泛醌转化为泛醇的能力会下降，在极端氧化应激状态下，泛醇的含量也会降低。因此，对于40岁以上和患病的人来说，直接摄入泛醇是有益的，因为它不再需要转化。

硒　　硒不是直接的抗氧化剂，而是两种关键抗氧化酶——谷胱甘肽过氧化物酶和硫氧还蛋白还原酶的必需成分。谷胱甘肽过氧化物酶可以回收、循环利用谷胱甘肽，并清除脂质过氧化产生的有害副产物，而硫氧还蛋白还原酶则负责回收维生素C。此外，硒与维生素E的协同作用也至关重要，能显著增强维生素E的效能。

硒是一种微量元素，意味着人体所需量极少，但其对健康的保护作用十分显著。它能预防多种常见疾病，并在抗氧化防御系统中占据重要地位。研究表明，硒摄入不足或血液中硒水平过低的人患癌症（尤其是肺癌、前列腺癌和结直肠癌）和心脏病的风险较高。一项关于硒的研究发现，补充硒的受试者患癌症的风险降低了50%。

人体无法自行产生硒，因此必须从食物中摄取。食物中的硒含量因地区而异，主要受土壤中硒含量的影响。一项来自芬兰的研究发现，饮用水中硒含量较高地区的居民患癌症或心脏病的死亡率明显低于硒含量较低地区的居民。

富含硒的食物包括大蒜、洋葱、西蓝花、蛋黄、坚果、种子、海鲜和全谷物。建议每天补充100～200微克硒。

银杏叶提取物

银杏的历史可追溯到石器时代。在冰河时期，银杏几乎在全球范围内灭绝，仅在中国幸存。银杏以其长寿而闻名：有些银杏树的树龄超过千年。因此，古代的医者注意到了银杏的力量，并认为它在某种程度上也可能对人有益。自公元前2800年以来，中国已使用银杏叶和果实进行各种疗法，用于心脑血管方面的问题。

银杏主要有助于改善微血管循环，对注意力不集中和记忆力衰退有一定疗效。此外，还能避免动脉粥样硬化引起的阳痿。

银杏叶提取物还是一种非常强大的抗氧化剂，有助于控制一氧化氮等物质的水平。我们的大脑需要一氧化氮，但如果不加以严格控制，它可能会对大脑细胞造成严重损害。所以，银杏叶提取物被誉为保持大脑年轻的抗氧化剂。

建议每天服用80毫克含有24%黄酮类化合物和7%萜类化合物的银杏叶提取物（片剂），每天3次。

α-硫辛酸

在不远的将来，α-硫辛酸有可能取代银杏叶提取物和维生素E成为大脑的主要抗氧化剂。研究显示，α-硫辛酸能有效阻止自由基对大脑造成的急性损害。那它是否也能同样保护大脑免受自由基的侵害呢？

α-硫辛酸可以预防心脏病、白内障，同时还能增强记忆力，延缓大脑衰老。此外，它还能关闭那些可能加速衰老并导致癌症的有害基因。α-硫辛酸也常用于治疗乙型肝炎。更为重要的是，α-硫辛酸能增强整个抗氧化防御系统，提高维生素E、维生素C、谷胱甘肽和辅酶Q_{10}的水平。

我们对α-硫辛酸的了解仍不够深入。随着研究的深入，我越发觉得它应该被归为维生素。其中一个重要原因是，随着年龄的增长，人体产生α-硫辛酸的量逐渐减少。大约40岁时，我们的身体生成的α-硫辛酸仅能满足基本需求，而不足以获取其他健康益处。

　　我们应该尽可能从食物中摄取α-硫辛酸，但食物中α-硫辛酸的含量极低，所以我建议额外补充：每天服用100毫克，而从食物中摄取如此量的α-硫辛酸几乎是不可能的（大约4千克菠菜才含有1毫克α-硫辛酸）。

乳腺癌的发生可能涉及多种因素，包括激素因素，如年轻时月经初潮早、怀孕晚或不孕、绝经晚、月经周期短、口服避孕药和激素替代治疗等；环境因素，如接触杀虫剂或除草剂、缺乏阳光、生活在核电站附近、使用电热毯、接受各种形式的辐射和化疗等；生活方式因素，如吸烟或被动吸烟、体重过重、缺乏运动等；饮食因素，如摄入过多饱和脂肪酸、亚油酸和酒精，抗氧化剂、膳食纤维、α-亚麻酸、植物雌激素摄入不足。

2 心血管的"红绿灯"：了解你的健康状况

心血管疾病是一个广义的术语，它包含了心脏以及血管疾病，而动脉硬化是常见的表现。动脉粥样硬化是指由于脂质物质（如胆固醇和其他残留物）在血管内形成钙斑或钙沉积，进而引发血管硬化或钙化现象。心血管疾病的成因通常与不健康的生活方式密切相关，如缺乏运动、不健康的饮食习惯以及长期承受负面压力等。相比之下，那些保持健康饮食、生活中没有负面压力的人患心脏病的风险要小得多。

决定一个人是否容易患心肌梗死有以下6个关键因素。

☑ 遗传。　　　　　　　　　　☑ 高血清同型半胱氨酸水平。

☑ 高低密度脂蛋白胆固醇水平。　☑ 吸烟。

☑ 高血压。　　　　　　　　　☑ 血清胆固醇过高。

如果你属于以上风险群体中的一类或多类，我强烈建议你进行以下检查。

☑ 检测冠状动脉中的钙斑情况。

☑ 测定氧化型胆固醇水平。

☑ 检查血清中同型半胱氨酸的水平。

☑ 检测脂蛋白的水平。

☑ 评估高密度脂蛋白胆固醇水平（HDL-C）是否过低。

☑ 检查甘油三酯水平是否过高。

探索胆固醇的奥秘：平衡才是关键

许多人对胆固醇闻之色变，但对其了解并不深入。胆固醇主要存在于动物性食物中，如肉类、鱼类和奶制品，尤其是动物肝脏，而植物性食物中则不含胆固醇。它是细胞膜不可或缺的部分，主要由肝脏产生，并通过被称为脂蛋白的特殊蛋白质在血液中运送到体细胞。胆固醇具有脂溶性，没有脂蛋白，它就无法在血液中溶解。其中两种主要的脂蛋白为低密度脂蛋白（LDL）和高密度脂蛋白（HDL）。

LDL是血液中胆固醇的主要载体，高水平的LDL胆固醇（LDL-C）与心脏疾病风险增加有着紧密的联系。LDL会将胆固醇留在动脉壁上，逐渐形成一层坚硬的物质，即胆固醇斑块。随着时间的推移，这些斑块会使动脉变得狭窄，这一过程被称为动脉粥样硬化。患有动脉粥样硬化的人，其动脉已无法为心肌提供充足的血液和氧气。当心肌缺氧时会引发疼痛。更为严重的是，冠状动脉内形成的血栓可能会完全阻塞血流，导致心肌梗死。与LDL不同，HDL主要含有蛋白质和少量的胆固醇。HDL能够清除多余的胆固醇，保护动脉不受损伤。所以，高水平的HDL胆固醇（HDL-C）是有益的，而低水平的HDL-C则可能增加冠状动脉疾病的风险。

降胆固醇药物的隐患，你真的了解吗

面对高胆固醇的情况，医生通常会建议他们服用降胆固醇药物并避免摄入某些食物。尽管这些药物可以降低胆固醇水平，但它们可能会带来一系列不良反应。许多患者由于缺乏医学知识，在看到自己的胆固醇水平下降后，往往会盲目接受这些建议，而不进行深入思考或提出疑问。制药业还鼓励医生给那些根本不需要的患者开他汀类药物。在我看来，这种方式是不负责任的。

研究显示，降胆固醇药物可能引发不良反应。1996年，加利福尼亚大学实验室进行了一项研究，探讨了降胆固醇药物（包括他汀类和贝特类）的致癌性。研究人员对比了1992年至1994年间关于这两种药物的主要研究与同等剂量的抗高血压药物研究。他们发现，胆固醇调节剂在啮齿动物身上具有致癌性，而抗高血压药物则没有。尽管还没有确凿的证据表明这些药物在人类身上也会引起癌症，但这足以让我们更慎重地对待药物使用。该研究的作者敦促对他汀类和贝特类药物的影响进行更多研究，并对其影响进行长期跟踪。他们建议，只对冠心病风险极高的患者开具这些降胆固醇药物的处方，并且仅在短期内使用。

有些研究表明，他汀类和贝特类药物还会影响肝脏，导致肾衰竭和中毒性肌病。当肌细胞结构被破坏，释放出的肌球蛋白通过肾脏排出体外时，就会出现肾衰竭。

他汀类药物和贝特类药物不仅不加区分地降低血脂，而且速度之快，使得大脑无法获得其所需的重要脂肪酸，最终导致营养不良。更深入的临床研究表明，降胆固醇药物治疗和低胆固醇水平与抑郁症和自杀风险增加有关。

更重要的是，降胆固醇药物不是预防心血管疾病的最佳选择。胆固醇是新陈代谢的重要因素，也是激素分泌的基础。用他汀类药物等胆固醇抑制剂来干预激素分泌，会扰乱内分泌。

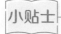 小贴士

血脂健康监测：关键数值不容忽视

我们不仅要关注总胆固醇水平，还要关注LDL-C的含量、LDL-C与HDL-C的比例以及胆固醇氧化的程度。胆固醇被氧化，称为氧化型胆固醇，其对血管壁是有害的。我们可以将胆固醇比作一瓶油，如果油凝固了，就无法从瓶子里流出。同样的，如果胆固醇被氧化了，它就无法通过动脉。

医生在进行常规的胆固醇检测时，很少会检测氧化型胆固醇的含量。因此，你需要向医生明确要求获得这些信息，不要被他们安慰性的笑容所误导。当你进行胆固醇检测时，请明确询问LDL-C和HDL-C的比例。一个LDL-C为8.3毫摩尔/升而HDL-C为5毫摩尔/升的人患心脏病的风险要小于一个LDL-C为8.3毫摩尔/升而HDL-C为1.7毫摩尔/升的人。然而，仍然有太多的医生只关注总胆固醇水平，并在总胆固醇水平达到12.2毫摩尔/升时就例行开具降胆固醇药物处方。此外，你还应该询问同型半胱氨酸水平（我将在后面详细讨论）。

综合降脂策略：饮食调整与健康疗法

降低血液胆固醇并预防心脏疾病的主要方法包括健康饮食、定期运动和减肥（如果超重的话）。假设你的饮食已经很健康（多吃蔬果，少吃饱和脂肪），但胆固醇比例仍然不佳，那么我建议你采取以下措施。

☑ 减少所有饱和脂肪酸的摄入。这是降低血液胆固醇的最有效方法。同时，限制胆固醇摄入量。小心关于椰子油的炒作！

☑ 在你的日常饮食中加入橄榄油，就像地中海饮食一样。橄榄油富含单不饱和脂肪酸（ω-9脂肪酸，如油酸），其中的羟基酪醇可以保持血管清洁，而其他抗氧化剂如角鲨烯则有助于降低LDL-C。

☑ 限制咖啡、红茶和可乐的摄入。

☑ 食用富含B族维生素的食物（如谷物、水果、豆类、绿叶蔬菜等）。维生素B_{12}和叶酸有助于降低同型半胱氨酸水平。

☑ 多食用富含膳食纤维的复合碳水化合物。

☑ 定期饮用绿茶。

☑ 多食用大蒜、洋葱、辣椒和香菇。

☑ 摄入1克EPA+DHA或1.8克纯EPA。

遵循这些饮食建议后，大多数有胆固醇问题的人都会看到胆固醇水平有所下降。平均而言，胆固醇水平可以下降10%~15%，甘油三酯水平可以下降15%~20%。如果调整了饮食，你的胆固醇水平仍然持续过高，那么推荐使用烟酸或发酵红曲米（至少含有10毫克莫纳可林K）。烟酸可以降低LDL-C，提升HDL-C并显著降低甘油三酯水平。然而，使用烟酸可能会出现面部和身体其他部位短暂发红的常见不良反应。通过从低剂量开始并逐渐增加剂量，可以减小其不良反应。此外，烟酸也可能会对肝脏造成额外负担，因此建议与水飞蓟提取物补充剂一起使用。

发酵红曲米是一种经过红曲霉发酵的米。在发酵过程中，这种米产生了色素和降低胆固醇的莫纳可林K。莫纳可林K是一种天然的他汀类药物，更易于被人体所吸收，为了充分利用发酵红曲米的降胆固醇效果，应避免同时使用葡萄柚汁。

守护心脏的"三剑客"：叶酸、维生素B_6、维生素B_{12}

在胆固醇检测中，同型半胱氨酸水平也是重要的参考指标。同型半胱氨酸是一种含硫氨基酸，是蛋白质代谢的副产物。同型半胱氨酸水平高是心血管问题风险增加的一个显著且独立的危险因素，可能导致血管堵塞和血管上皮细胞的损伤。研究发现，20%～40%的心脏病患者存在同型半胱氨酸水平较高的情况，这通常与叶酸、维生素B_6和维生素B_{12}的缺乏有关。适量摄入这些维生素可以显著降低同型半胱氨酸水平。例如，摄入50毫克维生素B_6可以使同型半胱氨酸水平降低约25%，而高剂量的维生素B_{12}则可以使同型半胱氨酸水平降低约70%。

为了维持同型半胱氨酸的正常水平，我们应该摄入富含叶酸的食物，如强化谷物、绿叶蔬菜、豆类等。同时，增加富含维生素B_6（如小麦胚芽、鳕鱼、大蒜、香蕉等）和维生素B_{12}（如肉类、鸡蛋、鱼类等）的食物。需要注意的是，维生素B_{12}主要存在于含有饱和脂肪酸的动物性食物中，有胆固醇问题的人应该尽量避免过多食用。

甘油三酯管理与心脏健康

甘油三酯（TG）是脂肪的主要形式，存在于食物中，并由身体自身产生。高甘油三酯水平（高于11.1毫摩尔/升）与心脏疾病风险增加有关。甘油三酯水平受脂肪和酒精摄入的直接影响，因此在测定前至少12小时不应进食或饮水，并在3天内避免饮酒。显著升高的甘油三酯水平（高于27.8毫摩尔/升）可能导致胰腺炎的发生。在开始胰腺炎药物治疗之前，首先要遵循严格的低脂肪饮食。

源自富含脂肪鱼类的ω-3脂肪酸EPA和DHA是降低甘油三酯水平的有效手段。然而，仅靠饮食可能难以实现甘油三酯的显著降低。美国心脏协会建议每天摄入2~4克EPA+DHA，这一建议得到了全球健康机构的认可。欧洲食品安全局也得出结论，为了降低甘油三酯水平，每天应摄入2克EPA+DHA。通过高浓度的鱼油补充剂（如每粒含1克EPA+DHA），可以轻松实现这一摄入量。欧洲食品安全局认为，成年人长期每天摄入5克EPA+DHA是安全的，这可以作为每日摄入量的上限。

钙斑与心脏病风险：预防与检测的关键

钙斑是导致动脉粥样硬化和冠状动脉狭窄的主要原因。钙斑的形成可能与压力、吸烟和摄入过多饱和脂肪酸有关。一项于2001年5月发表在沃尔特·里德国家军事医学中心的研究结果显示，在接受EBCT扫描（电子束计算机断层扫描）的3263名军人中，46%的人被发现存在高风险的钙斑。这一比例在50岁、60岁、70岁左右的男性中分别为20%、33%、49%。多项研究表明，钙斑是心肌梗死最重要的危险因素之一。如果年长者的冠状动脉没有钙化，即使他们的胆固醇水平较高，也不会直接面临心脏病发作的风险。

为了预防心脏疾病，我建议进行EBCT或MSCT（多层螺旋CT）扫描来测量冠状动脉钙分数以检测冠状动脉中的钙斑。

建议以下人群进行EBCT或MSCT扫描

☑ 经常感到胸部疼痛的人。

☑ 心血管疾病高风险人群，如患有高胆固醇血症、高血压、糖尿病，经常遭受负面压力或吸烟的人。

☑ 已经进行了旁路手术、植入了支架或进行了球囊扩张的人。

衡量心血管健康的重要指标及"隐形"影响因素

Lp-PLA2　　　　Lp-PLA2，即脂蛋白相关磷脂酶A2，是衡量血管炎症程度的指标，通常由钙沉积（钙斑）或脂质沉积引发。多项研究报告显示，Lp-PLA2浓度升高与心脏疾病，如心肌梗死、心绞痛和冠状动脉狭窄之间存在关联。因此，Lp-PLA2被视为心血管疾病的独立危险因素，因为它与其他已知危险因素（如LDL-C和同型半胱氨酸水平升高）无相关性。

治疗Lp-PLA2升高的方案包括服用他汀类药物，从发酵红曲米中摄入至少10毫克的莫纳可林K，从鱼油中摄入2克EPA+DHA，以及从橄榄油中摄入20～30毫克的羟基酪醇。发酵红曲米中含有两种形式的莫纳可林K：羟基酸形式和内酯形式。以羟基酸形式存在的莫纳可林K，可以使人体最大程度利用现有的辅酶Q_{10}（存在于人体细胞中或通过食物提供）。因此，无须额外服用辅酶Q_{10}，这与内酯形式的莫纳可林K相比是一大优势。

ω-3指数　　　　ω-3指数是衡量心血管健康的重要指标。通过简单的血液分析，可以检查红细胞脂肪酸组成，并计算红细胞中EPA和DHA的百分比。理想的ω-3指数应达到8%或更高，如果指数小于4%，意味着心血管风险（如心搏骤停）极高，需要及时调整饮食习惯，增加富含脂肪鱼类的摄入或每天服用适量的鱼油补充剂，并在3个月后复查ω-3指数。建议在专业医生或营养专家的指导下进行。

吸烟　　　　吸烟不仅是导致肺癌和其他癌症的主要原因，也是心血管疾病的"隐形杀手"。吸烟引起的心血管问题症状通常不会立即出现，而是在晚年才显现，因此吸烟的危害常常被忽视。尼古丁会使全身血管收缩，减少大脑和四肢血液循环，刺激心脏，提高血压，并对消化系统和泌尿系统产生不良影响。吸烟加上饮酒会进一步增加患癌症和心血管疾病的风险。被动吸烟同样存在风险，烟草烟雾的危害比汽车尾气还要大10倍，不仅污染吸烟者自己的肺部、血管，还会污染周围环境，对他人健康造成威胁。

别让心血管疾病"堵"住你的人生路

通过调整饮食习惯和生活方式，可以有效预防心血管疾病。饱和脂肪酸摄入过多会增加患病风险，而富含ω-3脂肪酸的食物则有助于降低这一风险。治疗心血管疾病的方法包括控制饮食和体重、运动和药物治疗。

☑ 如果你吸烟，请尽快戒烟。吸烟会损伤动脉，加重心脏负担，减少血液中的氧气供应。与吸烟者同住的人也应尽量避免吸二手烟。服用避孕药且吸烟的女性患血栓的风险会显著增加。

☑ 控制胆固醇摄入量。不必完全依赖降胆固醇药物，通过减少饮食中饱和脂肪酸（如肉类、鸡蛋、黄油、全脂牛奶）的摄入，就可以降低"坏胆固醇"（LDL-C）水平。尽量避免食用打着"降胆固醇"旗号的人造黄油，可以适量摄入无盐黄油，或者选择使用橄榄油替代黄油。

☑ 增加富含ω-3脂肪酸的食物的摄入，如富含EPA和DHA的鱼类或富含α-亚麻酸的植物油。每周摄入7克EPA+DHA。建议每周至多吃2次鱼，每天摄入1～2汤匙亚麻籽油。也可以选择服用ALA或鱼油补充剂。在购买鱼油胶囊时，请注意多氯联苯和二噁英的含量，可以选择高浓度（含有70%～95% ω-3脂肪酸）的鱼油胶囊，每天只需服用1粒。购买亚麻籽油时，请确保选择新鲜的油，并始终将其保存在阴凉避光的环境中以保持其品质。

☑ 定期食用大豆及其制品、大蒜等有益心血管健康的食物。

☑ 控制体重和血压，限制精制糖的摄入，因为过量摄入精制糖会增加体内脂肪含量。

☑ 大量摄入全谷物、坚果、种子、绿叶蔬菜和豆类等富含抗氧化剂、膳食纤维和B族维生素的食物。如果需要服用叶酸补充剂，请同时摄入维生素B_{12}。

- ☑ 每天服用500~1000毫克[①]的维生素C补充剂，并与新鲜水果或果汁一起服用，有助于保护血管健康。

- ☑ 每天服用400IU的维生素E补充剂，能防止低密度脂蛋白胆固醇氧化，从而防止动脉粥样硬化。血清中维生素E含量高的人患心脏病的风险要小得多。

- ☑ 建议通过饮食或补充剂摄取足够的辅酶Q_{10}，它对心肌有强化作用，并在应对压力时有益。年过40岁或在应对压力时，请选择含有泛醇的辅酶Q_{10}补充剂（而不是泛醌）。辅酶Q_{10}是一种强效抗氧化剂，可以通过饮食（如食用谷物、西蓝花、菠菜、肉类、大豆、奶制品、沙丁鱼、大豆油）或每天服用50~100毫克的辅酶Q_{10}补充剂来摄取。正常情况下，我们每天通过饮食可以摄入约2毫克的辅酶Q_{10}。

- ☑ 减少咖啡和其他含咖啡因饮料的摄入量，因为咖啡因可能会使心脏疲劳。

- ☑ 定期进行体育锻炼，特别是有氧运动。适当运动可以保持心脏的良好状态，并减少血栓或猝死的风险。

- ☑ 如果想改善血液循环，提高记忆力，缓解抑郁、头痛或耳鸣等症状，可以考虑每天服用一定量的银杏叶提取物补充剂。

需要注意的是，维生素E、鱼油和银杏叶提取物都具有抗凝血作用。如果你已经在服用抗凝药，请在使用这些补充剂之前咨询医生以避免潜在的风险。

---

① 根据《中国居民膳食营养素参考摄入量（2023版）》，成人维生素C推荐量为100毫克/天。——编者注

3 更年期

　　更年期是每个女性都会经历的一个生理阶段，随着雌激素水平下降会引发一系列症状，如绝经。在西方，更年期的平均年龄在45～55岁。在这一时期或者更早的时候，大多数女性会出现不同程度的潮热、抑郁、情绪波动、注意力不集中、盗汗、性欲减退、体重增加、失眠和阴道干燥等症状。更年期还可能增加骨质疏松症等疾病的风险，甚至可能诱发危及生命的疾病，如心脏病和癌症。

　　为了缓解这些症状，许多处于更年期的女性会借助情绪改善剂、抗抑郁药和安眠药，或者按照妇科医生的建议采用激素替代治疗（HRT）。这种疗法通过口服药物、贴片或植入物的方式给予合成的雌激素和孕激素。对于许多妇科医生和患者来说，激素替代治疗似乎是理所当然的选择，因为它是一种快速简便的方法，可以解决许多令人烦恼的症状。许多医生建议女性患者在更年期后的1～2年内使用激素，并通常会建议终身使用激素替代治疗。

　　然而，激素替代治疗并非没有风险。它与增加宫颈癌的风险、子宫内膜问题等有关。对于高风险群体来说，它还可能增加患乳腺癌的风险。过度使用激素替代治疗可能导致一系列问题，包括出现血栓、乳房敏感、疲劳、胆结石、脱发、头痛和恶心、性欲减退、体重增加和真菌感染等。尽管有多种类型的激素替代治疗，但每种HRT形式都有其自身的风险。此外，激素替代治疗并非短期的治疗方案，而是要终身使用。使用时间越长，出现不良反应的风险越大。

　　有些女性在使用激素替代治疗时感觉良好，但另一些女性则会出现一系列不良反应，包括消化问题、关节疼痛、记忆力减退、严重的体重增加以及脱发等。还有一些女性从心理上对服用合成激素感到反感。然而，有一种安全且天然的方法可以帮助恢复或保持激素平衡。大量研究表明，更年期的许多典型症状都是某些营养素的缺乏所致，这些营养素能够平衡雌激素水平，特别是植物雌激素，其有平衡雌激素水平的特性。增加植物雌激素的摄入量不仅可以缓解更年期症状，还可以减小某些癌症和心血管疾病的风险。

科学家们正在就激素替代治疗的危险性以及通过饮食进行天然激素疗法的价值进行激烈的讨论。但制药行业往往会极力削弱或甚至忽略天然激素疗法的效果。

　　我坚信通过正确的饮食来平衡雌激素水平是值得尝试的。在许多情况下，这种饮食疗法都取得了非常好的效果，改善了潮热、阴道干燥和情绪波动等更年期症状。

解密雌激素

为了理解如何通过饮食保持或调节激素平衡，首先需要了解雌激素的重要性。雌激素是女性体内至关重要的激素，对于维持身体的多种功能起着关键作用。雌激素有助于骨骼的强化，可以预防骨质疏松症，还能维持正常的血压和胆固醇水平，保持动脉的弹性，对维持大脑功能和情绪平衡也至关重要。此外，雌激素还具有抗衰老的作用，可以保持皮肤健康。年轻女性体内雌激素水平较高，其在生殖器官的发育和功能中扮演着重要角色。从大约35岁开始，雌激素的产生会逐渐减少。所以，保持雌激素的平衡十分重要。而人工雌激素的使用可能导致雌激素过多，从而增加患心血管疾病和激素相关癌症的风险。

所以，植物雌激素作为人工雌激素的替代品成为一个重要的选择。这种具有弱雌激素作用的化合物已经存在于我们的饮食中数世纪，是人体雌激素的原始前体。随着年龄的增长，植物雌激素的作用变得越来越重要。年轻女性体内产生的雌激素量足够多，因此需要较少的植物雌激素，但随着自身雌激素产生的减少，植物雌激素必须承担起维持雌激素平衡的重任。它们不仅具有阻断雌激素受体从而缓解更年期症状的特性，而且还能抑制参与癌细胞生长的酶的产生。富含植物雌激素的食物包括大豆、葛根、亚麻籽等。

更年期饮食指南：平衡激素，健康生活

这份饮食计划是基于安·吉特尔曼（Ann Gittleman），等多位专家的建议制订的。多年来，他们一直提倡以自然和安全的方式应对更年期问题。本计划强调摄入缓释碳水化合物（低GI）、富含植物化学物的蔬果、健康脂肪以及蛋白质。这一饮食计划除了可以帮助你维持激素平衡外，还能通过稳定血糖水平来调节你对食物的欲望。任何饮食计划若不考虑食物对激素的影响，将难以取得预期效果。

稳定血糖水平将有助于控制对甜食的渴望。血糖的突然上升和下降是更年期症状之一。建议你逐步将本饮食计划中的建议融入日常饮食中，以形成终身的健康生活方式。

总体建议

☑ 尽可能选择有机食品，因为食用受杀虫剂处理或塑料污染的食物可能会使你无意中摄入合成雌激素。选择不含抗生素或激素的肉类。

☑ 用富含植物化学物的香料替代盐。植物化学物的活性成分通常存在于香料中的芳香油中，可通过研钵和研杵从香料中压榨出来。建议使用新鲜、天然、有机的香料，并在研磨后妥善保存，避免曝露于高温、空气和光线中。尽量现用现磨，如需保存，请将其置于密封容器中并置于阴凉处。富含植物化学物的香料包括车前子、肉桂、豆蔻、丁香、香菜、小茴香、莳萝、茴香、大蒜、生姜、甘草、墨角兰、牛至、黑胡椒、辣椒、迷迭香、鼠尾草、百里香、姜黄、肉豆蔻和龙蒿。

☑ 避免摄入过多辛辣食物。辛辣食物可能诱发潮热。

摄入碳水化合物的建议

☑ 避免食用以白面粉为原料的精制碳水化合物食物（如白面包）。

☑ 适量摄入复合碳水化合物（如土豆、意大利面、燕麦）以避免胰岛素水平剧烈波动。高胰岛素水平不仅会增加饥饿感，长期高胰岛素水平还可能导致糖尿病、心脏病和甲状腺问题。

☑ 选择未加工的低GI全谷物（如全麦、黑麦、荞麦）。它们可提供膳食纤维，有助于清除体内过多雌激素，并提供重要的矿物质（如铬、锌、镁）。

☑ 适当增加富含植物化学物的食物（如谷物、豆类、蔬菜）的摄入量以缓解更年期症状。富含植物化学物的碳水化合物包括黑麦、小麦、花生、荞麦、黍米、豌豆、玉米、红豆、大豆、鹰嘴豆、大麦、芸豆等。

蔬果　　蔬果不仅富含强大的抗氧化剂，还是维生素和矿物质以及植物化学物的优质来源。

☑ 多食用圆白菜、抱子甘蓝、菜花和西蓝花。它们含有丰富的植物化学物。

☑ 多食用黄色、橙色和绿色蔬果。它们不仅富含植物化学物，还富含抗氧化剂β-胡萝卜素。

☑ 从西蓝花、圆白菜和藻类（如紫菜、海带）中获取钙。

☑ 多食用深绿色叶菜：深绿色叶菜富含镁，对强健骨骼和神经系统、防治骨质疏松症和抑郁症十分重要，特别是对年长的女性来说。

对于更年期女性，我建议不要大量吃水果。根据经验，我知道女性往往会用水果来代替部分正餐，这会导致血糖水平急剧上升。更年期尤其要避免血糖突然升高或降低。

脂肪 ✓　　　确保摄取足够的优质脂肪。脂肪不仅能抑制饥饿感，还能提供持久的能量，为激素合成提供原料，并且是维持血糖稳定的调节剂。血糖水平越稳定，就越不容易出现情绪波动和抑郁症。

如果你过去摄入的脂肪不足或过多地摄入了不健康脂肪，可能不太习惯突然增加健康脂肪的摄入。没关系，你可以逐渐将以下食物和油类融入你的饮食中：牛油果、杏仁、腰果、山核桃、芝麻、葵花子、核桃、亚麻籽油、橄榄油、菜籽油、奇亚籽油等。在所有油类中，亚麻籽油和奇亚籽油的植物化学物尤其丰富。研究表明，亚麻籽中的木酚素可以使激素代谢正常化，并具有抗癌特性。

蛋白质 ✓　　　通过摄入全瘦肉蛋白质，如脂肪含量低的鱼、家禽、低脂干酪、鸡蛋和大豆，可以调节对食物的激素反应，并产生胰高血糖素。每餐摄入足够的蛋白质有助于保持血糖水平平衡，并维持较低的胰岛素水平。肉类是维生素B_{12}、铁和锌的重要来源，这些营养素对更年期女性来说尤为重要，因为她们在多年的节食过程中可能缺乏这些营养素。鸡蛋不仅是优质蛋白的来源，还含有多种脂溶性维生素和矿物质。低脂奶制品，如低脂酸奶、干酪、马苏里拉奶酪或白干酪，也是完全蛋白质和钙的良好来源。大豆不仅是植物蛋白的丰富来源，也是植物雌激素的天然来源。

饮品 ✓　　　尽量避免饮用咖啡、汽水和酒精饮品，因为它们会扰乱你的内分泌。咖啡和酒精是利尿剂，会导致体内钙、镁和B族维生素的流失。此外，咖啡中的咖啡因会使胰岛素水平急剧上升，引发饥饿感，并导致你倾向于食用甜食。这不仅会使体内脂肪堆积，还会干扰甲状腺功能，降低新陈代谢速度。同时，请避免饮用含有人工甜味剂的低热量饮料，尤其是含有阿斯巴甜和糖精的饮料。这些饮料会降低体内钙和镁的含量，可能影响骨骼和神经系统的功能。人工甜味剂还可能增加你对真正的糖的需求。一系列健康问题，从头痛到阿尔茨海默病，都与阿斯巴甜的使用有关。如果你需要提神，可以尝试用绿茶代替咖啡。绿茶中的咖啡因含量较

低，而且是植物雌激素和抗氧化剂的丰富来源。在日常生活中，尽量多喝水和绿茶，并限制饮酒。酒精和咖啡因可能诱发潮热症状，酒精还会导致血糖和胰岛素水平急剧上升而产生饥饿感。如果你选择喝酒，啤酒或红酒是较好的选择，因为它们含有一定量的植物雌激素。

营养补充剂 红三叶草是一种可食用的野生植物，不仅可以作为蔬菜（焯水后食用），还可以制成草药茶（使用其叶子和花朵）。红三叶草在世界各地被用作治疗退行性疾病。研究表明，这种植物富含植物雌激素（异黄酮）。你可以选择以食物或补充剂的形式摄入红三叶草。作为补充剂，我建议每天摄入500毫克红三叶草提取物（至少含有40毫克异黄酮）。这个剂量是在更年期前后平衡激素所需的推荐剂量。

TIPS

测试激素水平

要了解自己的激素水平是否正常，最简单直接的方法就是进行测试。这些测试可以通过血液、尿液或唾液样本进行。一旦你了解自己的激素状况，就可以开始针对性的治疗。为了确定是否可以通过调整饮食来提高雌激素水平，你可以将初次测试的结果与随后的测试结果进行比较，例如在调整饮食后的6个月复查。

在进行激素水平测试时，许多医生仅测量促卵泡激素（FSH）和黄体生成素（LH）的水平。虽然FSH和LH水平在更年期时会升高，但在围绝经期会出现大幅度波动。因此，如果你在"高峰期"进行测试，结果可能显示你已经进入更年期，而实际上并非如此。为了获得全面而准确的激素图谱，你还需要测试雌激素、孕激素和睾酮水平。然而这些激素水平也会波动，不同天甚至同一天的不同时间测试的结果可能差异很大。所以，如果你希望进行比较，请在月经周期的同一天和一天中的相同时间进行测试，以确保结果的准确性。

4 其他疾病的预防和建议

痤疮　　　　大多数情况下，痤疮与饮食无关，但在某些情况下，摄入某些营养素（如维生素B$_{12}$、铁和碘等）会引发痤疮。而维生素A和铬则对痤疮具有积极影响。

- ☑ 多吃大豆及其制品或含大豆异黄酮的营养补充剂。
- ☑ 尽量减少摄入饱和脂肪酸。
- ☑ 多吃必需脂肪酸：亚麻籽油、富含脂肪的鱼或鱼油、月见草油、琉璃苣油等。

贫血（缺铁性贫血）

- ☑ 增加红肉（如牛肉、羊肉）、动物血等的摄入。
- ☑ 多吃豆类、绿叶蔬菜，或服用有机铁复合补充剂。
- ☑ 正餐时服用100毫克维生素C补充剂以增强铁的吸收。选择天然维生素C补充剂。

哮喘

- ☑ 尽量食用有机蔬果。
- ☑ 增加摄入ω-3脂肪酸（如亚麻籽油、鱼油）。
- ☑ 尝试从饮食中排除玉米、大豆、小麦、牛奶、鸡蛋（每次排除一种），持续6～8周，看看是否感觉更好。

☑ 多吃芦笋和马齿苋：它们是谷胱甘肽的良好来源。谷胱甘肽有助于保护肺黏膜。

☑ 每天最多摄入3克维生素C。通过服用谷胱甘肽或乙酰半胱氨酸来防止维生素C氧化。

☑ 硒补充剂。硒能激活谷胱甘肽过氧化物酶，这种酶能保护黏膜免受氧化应激损伤。

自身免疫性疾病

☑ 增加ω-3脂肪酸的摄入量。ω-3脂肪酸具有抗炎和调节免疫的作用。

☑ 遵循"炎症"部分的建议。

膀胱炎（预防）

☑ 增加维生素C的摄入量。

☑ 喝蔓越莓汁。

☑ 每天至少喝2升水（包括绿茶）。

乳房囊肿和乳房胀痛（预防）

☑ 食用不含激素的肉类和奶制品。

☑ 多食用豆制品，服用大豆异黄酮补充剂。

☑ 多吃藻类以增加碘的摄入量。

☑ 食用有机蔬果。

- ☑ 服用月见草油或纯GLA。同时服用维生素E补充剂防止其在体内氧化。
- ☑ 在月经周期的第二阶段给乳房涂抹天然黄体酮（仅在医生的指导下使用）。

胆固醇升高

- ☑ 遵循地中海饮食。
- ☑ 将含有至少10毫克莫纳可林K（一种天然他汀类药物）的发酵红曲米与15～30毫克羟基酪醇（来自橄榄）的组合作为治疗胆固醇问题的黄金搭档。此外，烟酸或虾青素（一种强效抗氧化剂）可以用来提高"好胆固醇"（HDL–C）水平。在服用烟酸时，建议每天服用水飞蓟提取物以保肝。
- ☑ 每天摄入至少1克EPA+DHA以防止LDL的氧化。

慢性疲劳综合征

- ☑ 多食用新鲜、多样的蔬果。
- ☑ 经常食用大蒜、香菇、金针菇、舞茸和牡蛎菇以调节免疫力。
- ☑ 避免食用人造黄油和所有可能含有反式脂肪酸的食物。
- ☑ 以橄榄油作为主要脂肪来源。
- ☑ 增加ω-3脂肪酸的摄入。
- ☑ 经常食用姜和姜黄。

便秘

每天至少排便一次是正常的。便秘的因素有很多，包括饮食、药物、身体活动和压力等。与其依赖泻药，不如通过调整生活方式来恢复肠道功能。请避免使用含有矿物油或盐的泻药，并尝试以下建议。

☑ 多喝水。水分不足是便秘的主要原因。

☑ 增加膳食纤维摄入量，特别是来自蔬果（最好是本地的）的膳食纤维。多食用未经精制的食物，如全麦面包、生蔬菜。

☑ 由于高膳食纤维饮食可能会降低矿物质的吸收，请确保摄入足够的矿物质。

☑ 在酸奶、甜点、汤或沙拉中加入（新鲜的）亚麻籽油。亚麻籽是ω-3脂肪酸的良好来源，有助于调节肠道功能。

☑ 使用洋车前子。洋车前子的麸皮是可溶性和不可溶性膳食纤维的极佳来源。推荐购买粉末形式的洋车前子，使用时需加大量水，否则可能加重便秘。将1汤匙车前子粉加入1大杯水或稀释的果汁中，充分搅拌后饮用，然后再喝1大杯水。每天重复，直至便秘问题解决。

☑ 增加运动量。缺乏运动会影响肠道健康。

☑ 限制咖啡因摄入。咖啡可能短期内具有泻药效果，但过量摄入会干扰肠道的自然节奏。

☑ 避免尼古丁和其他兴奋剂。它们会干扰肠道的自然功能，并可能导致慢性便秘。

☑ 慎用天然草药泻药，它们在某些情况下有效，但使用不慎可能对肠道造成长期损害。

☑ 进行放松练习，如瑜伽和呼吸冥想。

糖尿病

- ☑ 遵循本书关于碳水化合物摄入量的建议，特别是关于糖的摄入。
- ☑ 为避免低血糖，应选择低GI碳水化合物作为每餐的主食，尽量避免高GI食物。
- ☑ 遵循地中海饮食。
- ☑ 增加铬、钒、锌和锰等矿物质的摄入量。请咨询营养专家以获取个性化建议，并考虑使用这些微量元素的营养补充剂以改善糖代谢。
- ☑ 额外摄入维生素C和维生素E以保护血管，因为糖尿病可能增加心血管疾病的风险。
- ☑ 摄取硫辛酸以预防神经损伤。
- ☑ 摄取碧萝芷（松树皮提取物）以预防眼部损伤（视网膜微血管出血）。
- ☑ 摄取高浓度GLA（360~480毫克/天），以预防典型的糖尿病足。GLA可以改善血液供应并恢复神经传导，从而有助于治疗难以愈合的足部溃疡。

湿疹

- ☑ 增加含ω-3脂肪酸食物的摄入量，结合鱼油（EPA）、月见草油或琉璃苣油。
- ☑ 排除食物过敏，如牛奶。

高血压

- ☑ 增加镁和钾的摄入量。
- ☑ 从鱼油中摄取3克EPA和DHA。
- ☑ 多食用蔬果，特别是香蕉。
- ☑ 避免食用过量盐和腌制品，以及所有加工食品。
- ☑ 经常食用大蒜，每天1~2瓣。
- ☑ 额外补充维生素C。
- ☑ 尝试补充辅酶Q_{10}，每天最多300毫克。
- ☑ 保持足够的运动量，学会放松。

免疫力下降

- ☑ 多食用有机蔬果。
- ☑ 食用香菇、金针菇、舞茸和平菇。
- ☑ 遵循抗癌饮食的建议。

痛风

- ☑ 减少动物性食物摄入，避免摄入动物内脏。
- ☑ 避免所有含咖啡因的饮料。
- ☑ 避免饮酒。
- ☑ 谨慎服用烟酸。

肝脏和胆囊问题

- ☑ 摄取水飞蓟提取物，其中含有的水飞蓟素可以改善肝脏的新陈代谢。尤其是经常饮酒的人，建议服用水飞蓟提取物以保护肝脏。
- ☑ 喝洋蓟汁和萝卜汁。
- ☑ 多食用苦味食物，如葡萄柚和菊苣。但需要注意的是，葡萄柚可能会影响某些药物的效果。
- ☑ 通过食用富含谷胱甘肽的食物（如芦笋和马齿苋）来促进肝脏解毒。

胃溃疡和胃酸过多

- ☑ 少食多餐。
- ☑ 避免咖啡因的摄入。
- ☑ 避免饮酒。
- ☑ 避免牛奶及奶制品的摄入。
- ☑ 多食用新鲜蔬果。
- ☑ 甘草能增强胃肠道黏膜的功能。常吃甘草可以减少胃灼热。
- ☑ 食用生姜和香菜。

月经问题（经前期综合征）

- ☑ 遵循"如何选择对身体有益的脂肪"小节的建议。
- ☑ 遵循"乳房囊肿和乳房胀痛"部分的建议。
- ☑ 只食用无激素的肉类和奶制品。
- ☑ 经常食用大豆并服用大豆异黄酮补充剂。

☑ 避免所有含咖啡因的饮料。

☑ 每天摄入1~2汤匙富含ω-3脂肪酸的植物油。

☑ 每天服用一定量的GLA补充剂，但始终与ω-3脂肪酸一起服用。

☑ 多吃黑醋栗或服用黑醋栗籽补充剂。

☑ 补充额外的镁和维生素B_6。

☑ 对月经周期有调节作用的植物：穗花牡荆、柔毛羽衣草和当归。

☑ 在月经周期的后半段（即黄体期），通过服用天然黄体酮（需医生开具处方）来平衡体内的激素水平。

偏头痛

☑ 偏头痛可能是由某些食物或不良姿势引起的。请让骨科医生检查你的偏头痛是否可能是由颈部肌肉无力或僵硬所致。

☑ 避免会引发偏头痛发作的食物，如巧克力、红酒、奶酪等。

☑ 服用高剂量维生素B_2补充剂（每天4毫克），或试试小白菊。

慢性炎症（如关节炎、风湿病、湿疹、克罗恩病）

☑ 增加ω-3脂肪酸的摄入，使用亚麻籽油和鱼油（EPA和DHA）。以增强抗炎作用。

☑ 避免食用人造黄油、高脂肪的酱、通过氢化处理的油和含有反式脂肪酸的食物（如大多数需要油炸的冷冻食品）。

☑ 将橄榄油作为主要脂肪来源。

☑ 多吃蔬果。

☑ 经常食用姜和姜黄。

☑ 在饮食中增加新鲜的有机蔬菜。

☑ 避免摄入过量动物蛋白，并用植物蛋白替换动物蛋白（如肉类和高脂奶制品）。每周食用2～3次大豆制品（如豆腐、味噌、豆豉），并用豆浆或羊奶替换牛奶。

☑ 食用罐装富含脂肪的鱼（如三文鱼、金枪鱼、沙丁鱼）并食用其软骨。摄入有机亚麻籽油。将GLA（琉璃苣油）与ω-3脂肪酸一同摄入。

☑ 每天喝8～10杯水。

☑ 避免摄入咖啡因和巧克力。

☑ 增加维生素K的摄入量，如多吃西蓝花和绿叶蔬菜。考虑服用来自纳豆的维生素K_2补充剂，其比维生素K_1具有更好的活性。

☑ 增加碘的摄入量，食用海藻、海鲜等富含碘的食物。

☑ 每天摄入全谷物，如大米、大麦、荞麦、小米、藜麦、玉米、燕麦。

☑ 避免使用类固醇或抗酸药。

☑ 增加硼的摄入，有机水果皮是硼的良好来源。

☑ 避免高脂食物，因为脂肪可能阻碍肠道对钙的吸收。

☑ 确保硅的摄入以促进骨骼对钙的充分吸收。燕麦汁或马尾草茶是硅的天然来源。

☑ 适度晒太阳，避免晒伤。在冬季，选择含有维生素D但不含维生素A的营养补充剂，因为过量的维生素A可能阻碍维生素D的骨骼强化效果。

- ☑ 避免摄入牛奶及奶制品，以及所有含咖啡因的饮料。
- ☑ 增加水溶性膳食纤维摄入，如燕麦、豆类、蔬果（如苹果、胡萝卜）。每天食用磨碎的亚麻籽。
- ☑ 避免食用含山梨醇或木糖醇的食品。
- ☑ 薄荷油和香菜有助于缓解痉挛。

前列腺增生和前列腺癌（预防）

- ☑ 减少动物性食物和饱和脂肪的摄入。
- ☑ 经常食用大豆及其制品，并摄取额外的大豆异黄酮。
- ☑ 尽可能多地食用新鲜蔬果。
- ☑ 经常食用以橄榄油或其他健康油加热烹制而成的番茄菜肴，因为番茄是番茄红素的极好来源。
- ☑ 食用全谷物、坚果和种子，特别是生的或烤制的南瓜子。
- ☑ 如果患有前列腺炎，请避免所有含咖啡因、酒精、黑胡椒和辣椒的饮料。
- ☑ 经常饮用绿茶。
- ☑ 服用硒和维生素E的补充剂。
- ☑ 维生素D对于前列腺癌的预防也至关重要。
- ☑ 前列腺增生可以考虑服用非洲刺李和锯叶棕果实提取物。
- ☑ 遵循抗癌饮食的建议。

甲状腺问题

甲状腺问题经常被医生误诊为压力、疲劳或抑郁，因此容易被忽视。甲状腺功能正常对身体新陈代谢至关重要。甲状腺功能异常主要分为两种：甲状腺功能减退（即甲状腺产生的激素过少，俗称甲减）和甲状腺功能亢进（即甲状腺产生的激素过多，俗称甲亢）。

要了解甲状腺是否正常工作，最简单的方法是通过血液检查甲功五项，如T3和T4水平（这是甲状腺产生的两种主要活性激素，分别为三碘甲状原氨酸和甲状腺素），以及TSH（促甲状腺激素）水平。甲减的经典医学治疗方法是给予合成激素。然而，对于较轻的甲状腺问题，可以进行饮食疗法。

☑ 对于单纯缺碘引起的甲减，建议增加碘和维生素A的摄入。维生素A缺乏会导致身体对碘的吸收减少。碘的推荐摄入量为100～200微克/天[①]，最好从有机海产品、深绿色和黄色蔬菜、根茎类蔬菜、全谷物、坚果和种子中获取。需要注意的是，从非食物来源摄入过多碘可能导致甲亢。

☑ 多吃含必需脂肪酸的食物。

☑ 多摄入谷胱甘肽。

☑ 增加锌、铜、硒、钾、磷、硼、镁、锰、铬等矿物质的摄入量。

☑ 患有甲状腺问题的人应减少食用圆白菜、大头菜、菜花、萝卜、抱子甘蓝、西蓝花、玉米、豌豆、红薯、杏、李子、核桃、樱桃等食物。这些食物含有天然的致甲状腺肿物质，可能导致甲状腺肿。

☑ 大豆会抑制甲状腺激素（作为药物）的吸收。因此，建议在摄入大豆及其制品时与甲状腺激素之间至少间隔3小时。对于已经存在甲状腺问题的人，应谨慎食用大豆及其制品，特别是在缺碘的情况下。

---

① 根据《中国居民膳食营养素参考摄入量（2023版）》，碘的推荐摄入量为120微克/天。——编者注

酵母菌感染（阴道）

- ☑ 避免甜食和各种形式的糖。
- ☑ 经常吃大蒜（最好是新鲜的大蒜）。
- ☑ 增加发酵奶制品（如酸奶、开菲尔）的摄入量。
- ☑ 避免食用黄油和奶酪。
- ☑ 增加ω-3脂肪酸的摄入量，尤其是EPA。由于鱼类通常富含DHA而相对缺乏EPA，因此使用富含EPA的补充剂可能更为简便。
- ☑ 避免饮酒。

情绪波动

- ☑ 抑郁症和心脏病有一个共同点，即缺乏EPA。由于鱼类通常富含DHA，而EPA的含量较低，因此推荐使用EPA+DHA补充剂。
- ☑ 食用富含色氨酸的食物，或者额外摄入色氨酸补充剂。色氨酸可转化为一种"快乐递质"——血清素。